從呼吸調整身心

掌握人體最強大的自癒機制，釋放內心壓力與雜念，
20 個重拾身心和諧的呼吸練習

傑西‧庫莫 JESSE COOMER 著

李祐寧 譯

THE LANGUAGE *of* BREATH

Discover Better Emotional and Physical Health through Breathing and
Self-Awareness--With 20 holistic breathwork practices

目次
Contents

第 1 章
誤解、機器人與脫節

第 5 章

一起來破解身心的「羅塞塔石碑」

第 6 章

如何透過呼吸，向身心「說話」？

第 7 章

究竟，怎麼樣才算是「好」呼吸？

第 8 章

聽見內在的聲音，從覺察呼吸開始

第 9 章

訓練你的呼吸，感受最深刻的身心靈滋養

第 10 章

究竟，該用「鼻子」還是「嘴巴」呼吸？

第 11 章

其實，你的身體需要更多二氧化碳

第 14 章
邀請你踏上呼吸之旅，實現你的渴望

呼吸，是你能擁有的最強大工具

布萊恩・麥肯錫（Brian Mackenzie）

知名肌力與體能訓練專家

　　呼吸，是自然的根基，更是人類的本能。畢竟，我們就是自然的一部分。我認為這就是最精確、或者最貼近真理的論述。任何時候，我都會盡力宣揚這個觀點。而這層體悟就來自於我對人體運動科學的觀察。

　　我對人體功能和身體表現的知識和理解，主要源自於運動與水（亦即海洋）的深厚連結上。在 2000 年年初，我開始將傳授與培訓當作本職，並透過跑步力學、耐力表現、高地訓練、適應體育教育（adaptive physical education，按：指為身心障礙學生設計，讓失能者在身體限制下，依然能夠學習的體育教學方法）和擔任物理治療助理，對人類運動有了更深入的理解。約莫在 2004 年期間，我開始在自己的每週訓練計畫中，加入阿斯坦加瑜珈（Ashtanga yoga），以平衡耐力訓練所產生的緊繃氛圍。我認識了調息法（breath control）

及其在運動上的應用。但其實，那些基本的運動呼吸法，是我長久以來忽視的。2007 年，我對肌力與體能訓練，有了更深刻的研究與理解，並成功將所學運用在耐力訓練中。我的職業生涯與生理壓力源及運動原理的應用，可謂密不可分。

你或許會以為，我因此錯過了「理解呼吸如何影響所有事物」的機會，但並非如此，因為我終於體悟了。真相一直就在那裡，但過去的我，絕對無法如此刻的我這般，明白一切。讓我對呼吸徹底改觀的契機，就是呼吸阻力訓練器。

在我聽到呼吸阻力訓練器宣稱能模擬高海拔環境、提供不同阻力，讓人進行低氧適應訓練時，我嗤之以鼻，但我還是決定給它一個機會。戴上去後，我發現面罩創造出的呼吸阻力，帶來的改變遠超過我的想像（或許改變的不僅只是氧氣量）。我依舊鮮明地記著，那一刻，徹底改變了我的事業與人生──我馬上就明白到此點。

很快的，我開始嘗試與實驗某些想法：有些很荒誕、有些很有道理；有些則需要時間醞釀才能成熟。總之，我探究的越深，學到的也越多。學習的時間越久，閱讀的書籍也更多，有關於生理學的，也有與呼吸系統、新陳代謝，甚至是神經系統相關的生物學書籍。

與傑西・庫莫（Jesse Coomer）的相遇，就發生在我去洛杉磯主講一場呼吸研討會上。回想當時，研討會的主題過

於狹隘地去探討單一種呼吸方法。我得老實說，那天確實有點像是一場邪教聚會。但在我們相識後最有意思的一點，就是打從那天起，我們兩人都更加深入地去探索「呼吸」此一主題，遠超越那個週末所能帶給我們的。儘管如此，倘若沒有那個週末，我們兩人都無法達到今日的里程碑，我也沒有機會能在這裡告訴你，這本書有多麼重要。

　　要不是我在呼吸方面獲得了許多體悟，我肯定會很嫉妒。這本書完全就是我心目中期待自己能完成的作品——講述呼吸及其對我們的影響。所以，我可以不帶保留地說，我真的很開心他做到了。

　　另一方面，現在在呼吸與冥想界普遍存在的現象，跟營養學領域，有異曲同工之妙。不妨這樣想像：

- 多數人所倡導、實行的方法，都只求速成，就好比是吃速食，只是為了滿足熱量需求、求一時之便。但這種速效做法的品質，就像那些只為博取點閱率的線上呼吸法文章：「消除壓力的超簡單祕技！」
- 有些人可能意識到，自己需要攝取一些真正的食物，卻陷入某些意識型態，如只吃原型食物、純素主義、素食主義或低碳飲食，為了特定的方法而鑽牛角尖。而在呼吸領域，這就像那些信奉單一呼吸學派，或如

宗教般虔誠地獻身於特定技巧者。

- 接著，開始出現另一派的聲音。這些少數派以科學為根據，但仍帶著些許意識型態，只從事經研究證實的方法，不願意突破既有理論的框架、探索新的可能性，也不接受只對特定人有效的方法。而在呼吸領域，我們也經常會遇到這種僵化式思考。

- 無論是營養學，或任何涉及生物學的領域，若要深入研究，最終都得進入生物化學的領域，並要去解釋和分析，對個體來說，哪些食物可能有好處、沒有好處，以及會不會導致問題。而生化最引人入勝的地方就在於，一天 24 小時、一週 7 天、一年 365 天裡，呼吸都會影響體內的生化機制，並做出反應。這也是學術、科學、認知和實務開始融合，傳授與學習化為一門藝術之處。

這本指南點出了一條道路，帶領我們了解身體的運作，學會運用自己所擁有的最強大工具，體悟那些最深刻的真理。如同你即將閱讀到的，呼吸是生命最基本的部分，因其與細胞呼吸及生命的最重要面向——能量，有著密不可分的關聯。一旦我們無法有效地產生能量（此部分極為複雜且難以理解），就會加速老化，疾病也會更快找上門。關於此點

的超級簡化解釋版本，是因為呼吸作用並不僅只於能量的傳遞，還涉及了製造、並管理著組成生命體最基本單位的蛋白質與核苷酸。當能量流逐漸消逝，我們就會死亡。我們必須有效地轉化能量，因為宇宙中的一切都需要能量。而我們就跟所有事物一樣，同屬於這過程中的一部分。只不過我們歸屬於人類版本罷了。

我們焦躁不安，並自我孤立，而這些情形使我們難受。我們生病了。幸好，在《從呼吸調整身心》的引導下，我們終於能看見自己。這是一個讓人明白，呼吸是如何受到阻礙，而我們又該如何理解健康的機會。從神經系統到其與氧氣最大產物——二氧化碳間的關係，傑西精闢地闡述了整個過程。他深知壓力正在扼殺你我，而我們的內在正試圖發出訊號，要求做出改變。我就跟其他人一樣，完全沒有預料到，多年後的他能帶領呼吸此一領域，走得這麼遠。但我明白他能引領我走向一場革命。而透過《從呼吸調整身心》的一字一句，這本書確實辦到了。

我不求你和我有一模一樣的體悟。我也不期待你獲得和傑西完全一樣的見解。相反的，我希望你能找到自己，並在本書的帶領下，明白自己是多麼地強大。

用真正奇妙的方式，
踏上身心整合之旅

　　有一則笑話，經常流傳在美國的辦公室與圖書館，「自言自語沒關係，只要你不要還回答自己就好。」這句話經常出現在某人為大聲自言自語感到抱歉時。畢竟，這種行為在人很多的辦公室裡，很容易引起誤會。而這種玩笑般的搭腔，通常來自那些會在別人忘了帶鑰匙時，說出「沒有這個你走不遠的」，或在夏天問「這個溫度對你來說夠熱嗎？」等笑話的人。

　　真相就是，無論是否有大聲地說出來，所有人或多或少，都會以某種形式自言自語。本書致力於解讀絕大多數人都沒有意識到的自我對話，一種對情緒、血壓，或對我們在辦公室聽到超爛笑話後，還抱以應酬笑容的能力等等，都會持續產生影響的獨白。進入 21 世紀以後，此種覺察內在對話的能力（一種直到現在我們才注意到的人類特質），變得

前所未有的重要。

人類境況（Human condition）此一名詞，是用於描述自人類存在之初，一直到此刻為止，滲透至人類此一物種內的所有特質、經歷、事件與情感。在詩歌、畫作、歌曲與戲劇等傳播形式甫一出現，就經常被用於表達孤單、新生、死亡與對愛的渴求，分享不同時代下的人類共通經驗。然而，現代人逐漸察覺到嶄新的共通處境，一個基於我們此刻的科技發展進程，所出現的特有狀況。

數十年來，我們益發痛苦地意識到，自己與看似已經徹底包覆著我們的現代人工世界，所出現的脫節。自工業革命之後，生活在現代化環境下的人類，顯然罹患了過去所無法理解的疾病。人類被關在狹小且通風不良的環境中，一直坐著並不斷重複同樣的動作。而對待他們的態度，就如同對待那些被他們操作著的機器般。20 世紀後，食物儲存、空調、通訊與交通方面的重大進步，開創了新時代，卻也讓我們此一物種，開始生活在更有違於人類本性的環境與日常狀態中。儘管科技的進步帶來更為舒適與安全的設施，告別了往昔的種種不安定。但數十年來，我們目睹了越來越多生活在現代社會下，所沒有預料到的負面影響。

過去，人類的壽命長短飽受飢餓所威脅，但現代人類卻罹患了富饒的病：在美國，每十人之中就有一人患有第二型

糖尿病，[1]並有三分之一者為糖尿病前期。[2]在那個依靠狩獵、採集與農耕維生的時代裡，平均壽命短暫，但現在美國人的清醒時間之中，有 55% 的時間處於久坐不動。[3]我們似乎沒辦法像過去那樣酣然入睡，[4]看來也沒能像以前那樣消化食物，而不得不每年額外花上數十億美元。[5]此外，根據大量的人口研究，有 33% 的人會在一生之中，承受焦慮症的侵擾。這是非常驚人的數據，尤其考量到焦慮病症經常不被承認，或沒能留下記錄。[6]儘管顯而易見的，現代生活帶來許多難以放棄且無與倫比的好處，但人類此一物種與其所生存的環境間，出現了脫節。而此一現象也開始追上了我們在醫療方面的進步，導致最近出生世代的預期壽命，開始掉到之前幾個世代之下。[7]

當代的人類境況，是一種奇怪的脫節。然而，因為人們將當前情況歸屬於「正常」範疇，所以很難理解自己身上所發生的事。我們畏懼自己不理解的事物，尤其當這項事物就是我們自己時。真相就是，當代人類不知不覺地因為對自我本質以及該如何與外界互動產生誤解，從而受苦。這份不了解，正在對我們造成傷害。

我的故事，大家的故事

上述所描述的當代人類境況，就是我個人前三十年的經歷。如同絕大多數的現代人，我缺乏對自己此一物種的根本性認識。我誕生在現代的環境之中，被要求在學校的書桌前坐了十二年，再被送到有更多桌子、且更加人工的環境下，至於我的神經系統是如何運作、對情緒的更深入解釋以及該如何控制等，從來沒有得到半點實質性的建議。事實上，關於人類本質的探討中，經常講到我們與器械是如何地相似。在本書的第一章裡，將討論到這為什麼是極具毀滅性的思維模式。

對自身的種種誤解，導致我不信任自己。我不相信自身感受。我甚至不知道自己為什麼會出現這樣的感受。我只知道比起自信，我更常緊張不安；比起進入心流，我更常過度焦慮；比起充滿自信地把握機會，我更常因為壓力而怯場。大約在我 17 歲到 20 歲出頭時，我就跟絕大多數的人一樣，認為連試都不要試，就是遏止內在焦慮與信心低落的最好方法。至少，這樣一來我就不會失常，更不會經歷失敗。理所當然的，這樣的態度只導致我陷入了更嚴重的自我脫節，並試圖透過藥物與酒精來控制這些感受。直到我即將邁入 30 歲，才開始和自己重新接軌，並因此展開了一段探索之旅，

一段我希望自己於孩提時代，就能有人告訴我的旅程。

不知怎麼的，我讀完了研究所並成為英語系教授。如今，我離開了大學，結束十多年的教職工作，也恢復了生息。我親眼目睹現代社會對年輕世代所造成的影響。在我開始教書時，教室裡根本見不到智慧型手機，但在後來幾年，智慧型手機無所不在，還有許多關於壓力、失眠與自我毀滅行為等等，吐不完的苦水。當然，我就跟我的學生一樣，也跟所有人一樣，受壓力所擾。即便到了 2015 年，《美國醫學會雜誌》（*Journal of the American Medical Association*）也描述道，在尋求基礎醫療服務的患者中，有 60% 至 80% 與壓力相關，並有 44% 的美國人表示自己在過去五年裡，面臨了更嚴重的壓力。[8] 試圖面對自身壓力與焦慮問題的我，終於在偶然間，接觸到了呼吸法。我的世界從此煥然一新。

在我發現呼吸法時，我甚至沒有把它當作一回事。老實說直到現在，每天早上起床時，我仍會因為這了不起的自我溝通方法居然是真的，而讚嘆不已！在很長一段時間裡，我一直以為這是某種魔法。當然，也有很多人指稱這套方法具有神力，這點讓我很難過。不過，倘若我們認為美麗的朝陽很魔幻，那麼就此一觀點而言，呼吸法確實很奇妙。或者，就像我太太的出現，對我來說很神奇夢幻一樣。話說回來，呼吸法絕非神話、或精靈魔法般的憑空捏造之事。它很真

實，就如同呼吸作用般那樣扎實。

呼吸法的練習，可追溯至數千年前，但呼吸與心理及生理健康方面的科學連結，則要追溯至美國南北戰爭時期，達科斯塔醫生（Dr. Da Costa）無意間記錄下了首起呼吸障礙病例時。當時，達科斯塔醫生觀察到有三百名士兵，出現了1900年代早期被命名為「過度換氣症候群」（hyperventilation syndrome）的症狀，這也是如今很常見的呼吸疾病。20世紀裡，關於呼吸對自律神經系統影響的研究，開始穩定成長。自律神經系統控制了我們的心率、消化系統、生殖器官、血糖，以及我們體內那無法透過意識去控制的全套系統。一旦系統調節器官活動的方式，跟理想中不一樣，人就會出現許多症狀，亦即我所謂「當代人類境況」的疾病。到今天為止，有大量研究證實了呼吸對整體健康的影響（無論好壞）、讓人能有意識地去影響自律神經系統，[9] 還能透過呼吸來緩解情緒焦慮。[10] 這些關於呼吸機制的科學成果，讓我們有機會透過每一次的呼吸，去提升生命品質。

如今，作為一種訓練方式的呼吸法，正蓬勃發展。當然，在這個新興領域，也出現了多種聲音。許多流派都非常棒，但也有很多過度簡化了呼吸作用，或專注於單一呼吸技巧、而排斥其他方式。可惜的是，如同健身發展之初，如今也有許多關於呼吸法的主張過於浮誇，甚至出現虛偽不實的

謊言。就像沒有神奇藥丸能讓人瞬間變身萬人迷，自然沒有任何呼吸方法，能保證你這輩子再也不會生病，再也不會傷心，再也不會遇到壞事。

呼吸法不能改變你的人生，但在你領略到其中的原理後，你就能享受有創造力與自信的心態，做出積極的行為。唯有自主的行動，才能帶領我們踏向更美好的人生。這是完整的呼吸法，所能給予我們的美好餽贈。事實上，倘若我在生命的早期，就懂得理解自己的感受，並透過呼吸技巧來調節情緒，那些因為恐懼失敗而不願嘗試的自我懷疑，其實都能改善。

自 2016 年起，我成為專業的呼吸工作者，為世界各地、被一連串現代病纏身者（問題的根源，與近乎所有現代人都會遭遇到的脫節有關），進行訓練。而我培訓過一線的急救人員、公司執行長、運動員、戒毒者與各行各業的人士──所有人都值得與真實的自我連結，以更深入了解自己，表現得更周全、自信且專注。本書帶給讀者的，就是同樣一套的訓練內容。我由衷期盼每一位讀者都能透過閱讀本書，拉近自己與自己的距離。

讓呼吸，引領你連結更深層的內在自我

本書提出的呼吸原理，是依據古老的呼吸控制練習——據記載，它流傳了數千年，更有超過百年的科學研究證據背書，再加上我個人多年來，幫助他人改善生活、建立更健康自我關係的經驗累積。儘管「與內在溝通」的概念聽上去有些曖昧不明，但其本質上就建立在我們期待於身處世界及文化背景下存活、並壯大的生理本能。你有理解這一切是如何運作的權利，而我也會盡自己所能，將我透過大量研究並在多個場合下，與心理學及神經科學專家學者交流所獲得的知識，進行詳盡的解釋。我們知道，人類的內在隨時都在發送、並接收著令人難以置信的大量訊息。而本書能讓你「主動參與」這樣的過程。

在前面三章中，我會挑戰讀者，讓讀者透過或許與當前極為不同的角度，去審視自己。因現代生活導致的自我脫節感，絕大多數與我們代代相承的錯誤觀念有關。這些錯誤觀念，經常根深蒂固到我們甚至不會去多加思考的程度。就連我們用來表述自己的語言中，也深埋著這些觀念的影子。許多呼吸法的練習者，因為對自我有著根本性的誤解，繼而以錯誤的角度去理解呼吸方法，並陷入瓶頸。本書的目標，就是解開這層誤解。因此，倘若你很難擺脫舊有習氣的控制，

也請無須擔憂。

　而訓練，將從「能接收到微弱的潛意識自我訊號」開始。在第四章與第五章，你會學著去覺察潛意識自我，破解其發送的微妙訊息。在第六章，則能學會開始向潛意識自我發出訊息。在第七章，你將學到，在用呼吸來傳遞訊息時，如何透過「健全呼吸」（functional breathing），表達適當的語氣及語調。在第八章，則會將所學運用到基本功──覺察練習上。在第九章，我們會用一系列呼吸技巧，建立一套呼吸詞彙，傳達不同訊息。第十章則會解答你的疑問，了解該透過鼻子，還是嘴巴來呼吸？第十一章和十二章則會指導，如何透過加強二氧化碳耐受度或超級換氣練習，鍛鍊潛意識自我，或在其滔滔不絕的時候打斷它，進而提升內在關係。第十三章則解釋了情緒的生理機能，並提供能與潛意識自我建立連結，從而傾聽其聲音的強大技巧，讓我們以強而有力的方式，建立起過去或許不曾有過的連結。

　最後一章的重點則在於協助你運用本書所學的方法，建立一套日常訓練計畫，為人生迎來積極的改變。無論你的目標，是提升運動表現、更自在面對社交環境、提升創造力，還是純粹希望自己能應付那些感到孤立無援的時刻，我都有一套適合你的入門計畫。此外，幾乎每一章，都會提供練習或務實的建議，以利你掌握學習的內容。在這個過程中，你

也能進一步建立起正向的內在關係，而這是你應得的。

從第三章開始，你會在每一章的最後看到「從呼吸調整身心實驗室」，指導你該如何學以致用。這些技巧需要一些時間才能掌握，因此不要著急。你在前面章節中所學到的技巧，會隨著你不斷進步，漸漸帶來回報。而這些技巧，也都會為後續章節的學習內容打下基礎。當然，你可以一口氣讀完整本書，但你也許會想在章與章之間暫停一到兩天，練習所學，以確保你把前一章的基礎打好，再繼續學習下一章的內容。倘若從第四章開始，你願意在每一章之間，花上數天至一週的時間，來熟練這些技巧，或許能對學習內容有更深刻的體悟。當然，決定權在你。

與自己和周圍建立健康的關係，是我們與生俱來的權利。本書的目標，就是讓你學會與內在自我建立連結。多年來，我與客戶都透過這套方法，找回與自我連結的時刻。每一個人都循序漸進地建立起更深刻的連結，並有能力展開積極的行動。話說回來，呼吸法不會替你做出行動，但在你學會將呼吸作為一種語言後，你就能學會用讓思考更透徹、行動更加自信的方式，和自己溝通。願你的每一次呼吸，都予你更強大的連結。

第 1 章

誤解、機器人與脫節

11 世紀所發行的《健康年鑑》（*The Almanac of Health*）中，提到了某年長男性的故事。該名男子在一個冬日裡拜訪了醫生，並提到自己關節處疼痛，渾身感覺寒冷。醫生在替病患進行了檢查後，開了一隻公雞的處方。由於這是一種熱而乾燥的鳥類，醫生判定這是適合老人病情的處方。這就是歷史上流行最久的醫學錯誤——體液學說（humorism）的其中一個應用實例，而該種錯誤也在餘後的六百年裡，繼續成為醫學的基礎。

醫學領域的四種體液學說，首見於亞里斯多德的作品中，接著又出現在現代醫學之父希波克拉底的作品裡。該理論假設，人類是由四種液體或體液（humor）所構成，當四種液體失去平衡，疾病就會出現。而四種體液的由來，是根據乾掉血液中所能找到的物理證據而定。人們觀察到，血液乾掉後能區分出四種成分，分別為為黑膽汁、黃膽汁、黏液和……血。

人們相信，當你的體液在冬日裡被冷卻時，身體就會因此「著涼」（catch a cold）。直到今日，仍有許多人以為寒冷會導致生病，也仍舊使用這個詞彙，來描述因為鼻病毒（rhinovirus）或冠狀病毒所引起的症狀。該學說認為，黑膽汁過多會導致人「鬱鬱寡歡」，陷入憂鬱。而膚色看上去充滿血色的人，會被認定具有「樂觀的性格」。與此同時，膚

色看上去受黃膽汁主宰的人，則個性尖銳且粗魯。至於膚色受黑膽汁影響的人，則是懶惰的人；受黏液主宰的人，則會有健忘的情形。

大眾廣泛認定佩加蒙的蓋倫（Galen of Pergamon，西元129至216年），是最偉大的古代醫學研究者，更是體液學療法（包括廣泛使用的放血療法）之所以能廣為流傳的最大功臣。在蓋倫的時代，人們把月經來潮視為身體在排除不良體液。因此，理所當然的，大家也認為放血療法具有同等效果。蓋倫備受尊敬，是羅馬皇帝的醫生，擁有豐厚的資產，渴望助人，更是多產的作家。

蓋倫在放血方面的著作，影響了後續一千年的醫學發展。除了醫生以外，他也訓練理髮師放血，如今仍可見的紅白相間理髮燈柱，就反映了此一事實——紅色代表血，白色代表止血繃帶。蓋倫的放血療法，會視患者的年齡、性格、天氣、季節與地點而定。

人類由四種體液構成，且體液會影響其健康與性格的信念，從希波克拉底時代（約西元前460年至前370年）開始，主導了人類看待自己的方式，直到1850年代細菌理論誕生以後。倘若生在那個時代，四種體液就是我們認識自己的基本架構，就如同我們今天的知識根基般。從健康到情緒，全都會以這四種體液的平衡或失衡，來加以解釋。

體液學說的發展史，遠比此處所提到的內容更為久遠和複雜。然而，這也提醒了我們，人類許多信念和行動，都是建立在誤解之上。而這些誤解如此根深蒂固，導致人們很難想像能有不同的局面。兩千多年以來，我們理所當然地認為自己是由四種體液所構成，對心理與生理健康和幸福的解釋，也全都建立在此基礎之上。就連我們的語言也跳脫不了此種放在 21 世紀來看，實在過於荒謬的論述框架。但是，假如用「你得了鼻病毒」去取代「你著涼了」，聽上去確實有些奇怪，不是嗎？

就像《忍者龜》反派，我們都透過腦袋來控制身體？

出生於 1990 年代後的孩子，肯定聽過《忍者龜》，一部讓像我這樣的孩子，在邁入青春期早期之前，都渴望能接觸到核廢料（如果這樣可以產生異變，變得聰明而強壯？）的卡通。

《忍者龜》描述了四隻原本很正常的烏龜，因為接觸到神祕的核廢料，變成了渾身是肌肉的人形烏龜。他們住在紐約市的下水道裡，專門打擊罪犯。身為小男孩的我，單純地

相信只要像能接觸到同樣的放射性物質，就能變身成烏龜，然後像電視上的烏龜那樣，過著打擊罪惡的幸福人生。

在每一集的故事中，忍者龜總會對上他們的兩大死對頭：不斷嘗試攻陷整座城市的邪惡忍者許瑞德，以及他的老大克朗。克朗是來自 X 次元且沒有身體的大腦。他利用人形機器人來移動，更到處為非作歹和妄想攻占全世界。

如果你跟絕大多數的人一樣，你或許會認為自己就像是《忍者龜》裡的壞人，透過腦袋來控制身體，就跟我們操控其他機器那樣，操作著機器人。機器需要維護；機器需要燃料；機器會隨時間老損。更如同所有機器那樣，還會壞掉。許多時候，我們或許會看著自己的身體說，「哇，我肯定是買到有缺陷的零件了！」

身體賦予我們移動、以及與周遭世界互動的可能。然而，最常見的錯誤觀念就是：心智**代表**著我們，而身體只是被**擁有**。我們似乎認為這兩者是不同的東西，而前者為後者的操控者。這樣的概念深植在我們的文化裡，甚至左右了我們用於描述自己的語言。這就是「身心」（mind-body）的核心概念。

身體就是機器……真的嗎？

在絕大多數的古文化中，都能見到對心智與身體的區分。儘管希臘人堪稱各項體能與技術之冠，但他們也認為心智與身體是截然不同的事物。而在這一點上，我們看到了現代思想的起點，亦即此兩者不僅截然不同，更是處於對立面。

在哲學家亞里斯多德的重要著作《政治學》中，他提出了一種教育體系，並認為智能與身體訓練絕對不能在同一年中進行，「因為智能與身體的作用在本質上會相互抵銷，致使兩者不能同時發揮到極致。體力的消耗會阻礙智力，智力的使用則會妨礙身體。」[1]

身體會阻礙心智獲得幸福的概念，在後世諸多宗教著作中，也很常見。因此，常稱作「肉身」的身體，因有享樂主義的動物性，成為需要一直管束的事物。我們被教導應該要控制身體的慾望，不能讓身體引領我們作惡。這一切就像是我們的心智與身體，是各自擁有不同目標的獨立個體，兩者毫無關係般。

而編纂現在所謂的「身心二元論」（mind-body dualism）者，是 17 世紀的笛卡兒。他是知名的哲學家，利用有意識思考作為自身存在的證據，並留下了那句經常為人所

引用的「我思故我在」循環論證名句。笛卡兒認為心智不可切割（就他的觀點來看），而身體可以切割，所以此兩物有著根本性的差異。也約莫於這個時期，身體開始被視作一部機器。笛卡兒認為，「身體不過是由泥土所構成的雕塑或機械罷了。」[2]

身心論述已隨著時間有所演變，但此觀念仍舊滲透進我們對自己的想法中。而該觀點的現代版，已經發展到：視頸部以下的軀幹為「只要保養得當，就能為心智提供良好助益的東西」，就像是一輛別克（Buick）的車。這根植在我們看待自己的方式中，而我們看自己的態度，又會影響我們如何對待自己。

該改變看待自己的方式了

如同笛卡兒，人經常視自己為身體（不能代表我們的部分）的操控者。我們把頸部以下的軀幹，當成某種機械，並用這樣的態度來對待自己。一部機器可以放置在通風不良的狹小空間中長達 8 小時，且不會受傷。機器沒有感覺，沒有熱情，沒有欲望。機器沒有生命，只能照接收到的指令去行動，就是這麼簡單。

當人們相信自己是由四種體液所構成時，用一隻公雞來

治療風濕，或透過放血來解決病痛，自然非常合理。但等到大家發現，自己的行為竟是基於錯誤的觀念後，便決定換種方式看待自己，並用更有效的方法來治療疾病。同樣的改變，也需要發生在我們對自己的認知上。想一想，我們只是操控著肉身機器人四處行走的駕駛員，還是必須改變看待自己的方式？

請容我向你介紹「你」

其實，我們的身心是一體的。人類必須依賴37.2兆個細胞的齊心協力，好在地球這不斷變化的氣候中生存並壯大。要是沒有與生俱來的驚人智慧（儘管我們經常忽視它、並視其為理所當然），這一切便不可能發生。你的方方面面，都蘊藏著智慧，而這些智慧並不是獨立於你、如同機器人或電腦程式那般存在。它就跟閱讀本書、有意識地思考的你，同等重要。

讓你存活並壯大的神奇力量

事實上，你之所以能如此輕鬆地閱讀本頁，正是人類所

有特質交織而成的成果。而正是此種協助意識經驗去輕鬆解讀語言的智慧，也協調了體內各種生理功能的正常運作。其中，器官如胃在消化，靜脈與動脈在擴張或收縮，腎臟在過濾，血液在移動，腸道內的氣體在排出。這些就相當於潛意識智慧用來幫助我們存活並壯大的身體表述。所以，它們並不是始於、或止於頸部，而是無所不在。

在你閱讀這段文字的同時，你的橫隔膜和肋間肌正在移動，好讓胸腔成為負壓狀態，引導新鮮的空氣進入肺部，促進體內氣體與外部氣體的交換，再送入血流裡，並交由紅血球攜帶，在心臟的跳動下，穿越體內那錯綜複雜、約 9 萬6,000 公里長的血管。我們的身體會根據其他器官的顯見需求，以及整個生命體所感受到的外在威脅（在負責預測及反應的大腦的直覺作用下，感覺器官的靈敏度也會改變），去調整每一下心跳的速度與強度。這些持續運作著，並根據體內器官所發送出來的潛意識訊息來調控，讓你能夠在地球上存活並壯大。這一切，都代表著你。

真正理解你以及你的潛意識

笛卡兒相信，心智是不能分割的，但他錯了。現在，認知研究指出，有95%的大腦活動屬於潛意識活動。這也意

味著，我們能意識到的僅剩下 5%。[3] 所有的一切——從心跳到情緒，人格特質到消化，荷爾蒙濃度到認知偏誤，創造力到信念與價值觀，不斷透過你的潛意識自我，展現出來。[4] 不是別人，就是你。你正透過意識與潛意識的運作，來開創並維護自己的人生。

你的意識自我，也是傳統上視作「心智」的部分，就是無法脫離潛意識自我而活。據推測，在任一時間點下，我們的感官都必須處理多達 1,100 多萬條的訊息。然而，每一秒鐘內，你僅能有意識地處理約莫 40 條訊息。[5] 不過，多餘的訊息不會被棄置。感官所接收到的一切消息，都會在潛意識層面下處理、消化，以做出相應的生理變化，並在潛意識自我感覺有需要的時刻，將這些資訊呈現到意識眼前。

這樣的過程永遠不會停止。無論是在睡覺、進食，還是在人擠人的房間裡，你會不斷接收到外界的訊息。然後，你會一再利用這些資訊，來判斷自己的安全狀態、位置、社會階級，以及所有被潛意識自我判定為重要的元素。[6]

請回想上一次，當你身處在社交場合中的時候。儘管你或許是有意識地選擇想站的位置，或決定要在什麼時候，走到房間某處，但你的潛意識對整個情況，卻還有更多想要傳達的。而這些會影響你的每一次移動、每一個姿勢和行為。當你看到想交談的對象時，你不需要有意識地去分析對方是

誰，或者你為什麼想要跟對方說話。你就是知道。謝謝你，潛意識自我！在你和朋友開始聊天後，你的潛意識自我，會過濾掉空間內的其他雜音，好讓你更加投入對話。但是，等一下——有人在距離你幾步遠的地方，提到了你的名字。你是有意識地同時接收他們的對話嗎？還是潛意識自我，監控了聽力範圍內的所有聲音，再過濾篩選。一旦潛意識自我覺得某些對話很重要，就把它呈現給意識自我？儘管科學界對於此種篩選發生在大腦的何處，仍有爭論，但其一致認為，這樣的過程就發生在潛意識層面。[7]

潛意識自我時時刻刻都想幫助我們，而它也並非始於、或止於頸部。讓我們來做個實驗。閉上眼睛，然後伸出右手的三根指頭，高舉過頭頂。你能做到嗎？在你睜開眼睛以前，你能否知道自己有沒有成功？儘管其中大多數行為，是透過意識的控制來達成，但倘若缺乏潛意識的處理與感知，尤其是能讓我們在三維空間下判斷身體位置的本體感覺（proprioception），整個實驗就不可能成功。潛意識層面的你，深切地刻寫進你的生理構造中。你體內沒有任何一處，不等於你。

其實，許多煩惱都是源自於⋯⋯

　　身而為人，意味著潛意識自我、意識自我和所處環境間，永無止盡地交互作用。說起來，現代人的許多煩惱，都是源自於對這根本的關係缺乏理解。而這在極大程度上，就是因為我們把自己當成身心機器的操作者，而不是完整的個體。現代人因為與內在還有外界脫節，備受折磨。而這樣的脫節就肇因於，我們普遍對自我本質有錯誤的認知。但人類這種生物，都不是單獨存在的，而是活在與內在自己和外在環境的關係中。我們不是機器人的操作者。我們看待自己的方式，會影響我們對待自己的態度。

第 **2** 章

我們為什麼不快樂？

你是否曾經凝視著一棵樹，並思考著也許它才是更進步的生物？樹不會挑起戰爭，也不會有行車糾紛，都不會！樹超級悠哉。它們甚至知道如何透過……你猜猜看是什麼……答案就是陽光，來製造營養。說真的，植物太了不起了！它們幾乎能在任何地方生長，有些還能活上百年，甚至千年。

當然，儘管我們經常想著植物的優勢，它們的生存策略卻是建立在食物能自動送上門，而可供它們發芽的環境，也會維持在相對不變的狀態下。倘若雨一直不下，某些東西遮擋住它們的陽光，或者地形出現重大改變，生存策略就會失效。

人類採取了不一樣的策略，一種必須採取行動的策略。這對於理解我們自身極為重要。我們生來就具有行動性。我們必須在身處的環境中，採取行動，以獲得食物，避開危險，開創榮景。此種以行動為導向的人與環境關係，是人類生活的基石。我們也發展出極為複雜且強大的處理和調適方法，以確保自身能在地球上存活並壯大。

機器光是待在同一個地方，也能很好地運作。樹同樣如此。但人類不一樣。每個人體內，都有一支由意識與潛意識組成的團隊，齊心協力針對外在環境採取行動。現在，讓我們一起來檢驗，有意識的你與無意識的你，是如何自然而然地一起運作。

想像你在原始時代，生活一天……

曾經有過那麼一段時間，當時世界上的職業只有兩種：獵人或採集者。在人類史的絕大多數時間裡，我們一直是獵人或採集者，居住在自己打造的自然環境中。現在，想像自己回到了原始時代。在尋常的一天，生活是什麼樣子，而意識自我和潛意識自我又扮演了何種角色？

在這部獨特的小說裡，沐浴在破曉晨曦中的你，剛剛清醒。你度過了香甜的夜晚，享受完整的深度睡眠與夢境。昨晚的你判斷，周圍環境安全到可以熟睡。但是在一個並非百分之百安全的環境中失去意識，是多麼危險的舉動啊！不過，你的潛意識自我總會引導意識，消除潛在的危險因子。而這一切都會透過大腦動機網絡下的神經傳導物質——多巴胺來執行。

多巴胺是負責獎勵機制的神經傳導物質。然而，與大家想的不同，完成任務並不會讓我們獲得「多巴胺刺激」。我們在事前就會獲得。多巴胺是激勵我們採取行動、探索周遭，並消除不確定性的神經傳導物質。這是驅使我們探索新資源、並消除潛在危險的主要行為驅力。它引導我們去檢查是否有蛇，或其他看不見的危險，以確保自己夠安全，能從活動模式，切換到睡眠模式。

✳

　在你環顧四周時，一條長長的陰影闖進了你的視線。這個時候，你的意識與潛意識團隊開始運作。請留意，儘管我們將「意識自我」和「潛意識自我」區分成兩種不同的事物，但只是為了說明此兩部分的你是如何合作。因為事實上，它們全都等同於你。

　潛意識自我的速度非常快，能在一瞬間處理大量複雜的訊息。它能迅速發現事情的規律性，也能比意識自我更快地進行複雜的思考。這讓它成為神隊友。它掃描周遭，發現那條長長的影子，並迅速做出解釋：「蛇！」在預期危險出現時，它會啟動自律神經系統內的戰鬥或逃跑反應機制，將強烈的情緒──害怕，傳遞到你的意識層面。這讓你有意識地察覺到潛在威脅，並因此停下手邊的動作，注意潛在危險出現的方向。

　但潛意識自我的動作還沒有結束。在啟動自律神經系統後，潛意識自我改變了你的生理狀態，將血液從胃或生殖等器官，轉移到腿部和手部，做好臨機應變的準備。潛意識自我加速了你的心跳，增快呼吸頻率，讓你的血液充滿了壓力荷爾蒙。潛意識自我甚至增強了你的視力、嗅覺和聽覺，讓你更有辦法判斷當前的危險等級。這一切全都發生在意識自

我不需要轉移注意力的情況下，讓意識自我能全神貫注地思考眼前的事物，判斷它究竟是否為蛇。

潛意識自我就是如此不可思議地敏捷且聰明。然而，它總是倉促跳到結論，並傾向於給出負面的解釋。這是因為你的潛意識自我，並不在乎自己是否正確。它的目標是確保你能活著且壯大。倘若那條長長的身影真的是蛇，那麼能在適當的恐懼下盡快做出反應，將會是你的優勢。然而，假如那不是一條蛇，那麼除了嚇一大跳外，你也不會有什麼損失。

相較之下，意識自我的動作就慢多了，但其具備辨明真偽的能力。是的，潛意識自我在速度上遙遙領先意識自我。但要等到你的意識自我花一點兒時間，去檢查那個距離有些遠的細長影子到底是不是蛇以後，你才能肯定那個影子並不是蛇。那是一段從樹上掉下來的藤蔓。在意識自我的仔細檢查與推理下，你明白這只是虛驚一場，你所感受到的恐懼是徒然的，你也不需要維持在高度生理激發的狀態下。

當然，你並不是有意識地在思考這一切，但此刻你的意識與無意識自我攜手解決了問題。接著，潛意識自我慢慢地將你的生理與情緒狀態，重新引導到放鬆且準備進入睡眠的狀態。你的知覺變得遲鈍，心跳放慢，荷爾蒙為了睡場好覺而開始改變。一旦潛意識自我確信周圍安全到足以入眠後，就會開始降低多巴胺等會引起你警覺的化學物質的分泌。當

這一切發生後，驅使你探索區域以找出潛在危險的動力就會減弱，你找到一個可以睡覺的好地方。

現在，白天來了，你必須去工作了，意識與潛意識自我確實是從事採集與狩獵的絕佳團隊。在你離開安全範圍開始尋找食物後，潛意識自我就會從你眼睛接受到的近 1,000 萬則訊息中，找出模式與規律。經歷過狩獵與採集生活後，你的潛意識自我變得非常擅長分類這些資訊，並針對哪裡可以找到食物、哪裡應該要避開，向意識自我發送「直覺」訊號。倘若你的潛意識自我學習能力很強，對你繁衍生息大有助益。

隨著潛意識自我持續打量周圍的情況，其發現溫度上升了不少，因此開始想方法來散熱。在不斷和下視丘確認後，潛意識自我透過皮膚來調節體溫，打開或關閉毛孔以保留或釋放身體的熱度，並在有需要的時候，排出體內部分水分，藉由水蒸發能製造冷卻效果的熱力學原理，替身體降溫。

一直以來，潛意識自我總在做意識自我無法做到的事：未雨綢繆。出於意識，你開始計畫在狩獵結束後要做的事。此種事前規劃帶來了許多未知因素。儘管如此，你知道倘若自己不為了之後的天氣預先儲存食物，你很有可能會挨餓。

這樣的不確定性讓潛意識自我非常不安，並不斷增加大腦內的多巴胺分泌，以刺激你採取行動，解決問題，消除不確定性。你開始沉思這個問題，而你的意識從狩獵中轉移走了。

幸運的是，潛意識自我總是盡責地觀察、審視周圍，尋找線索。當它辨別出某種模式、並判斷這可能是合適的食物後，它喚醒意識，打斷你的思緒，好讓你能即時地追蹤獵物。自律神經系統開始啟動，改變你的生理狀態以提高狩獵成功的機率，潛意識與意識團隊也動工了。接下來的行動，絕大部分依賴你的潛意識自我。後來，你的祖先稱此種感覺為「進入狀態」（in the zone）。儘管你的自律神經系統再次進入戰鬥或逃跑模式，但你一點都不害怕。你很興奮自己有了飽餐一頓的機會。你做出判斷、刻意將矛瞄準目標。話說回來，狩獵時，越是讓潛意識自我掌握全局、不要過度思考，你的動作也會變得更直覺且流暢。

狩獵成功後，你很開心。你的潛意識自我跟團隊一起歡呼著，你的意識也同樣如此。在雙方齊心協力下，你返回安全的居所，並只有在潛意識自我察覺到潛在危機、向意識發送訊號請求其仔細檢驗時，才會停下腳步，直到意識確認路徑安全後，才又啟程。

返回安全處所後，潛意識自我開始檢查環境，判斷一切無羔後，再促進自律神經系統進入「休息與消化」狀態，改

變生理活動以配合當前情況。抱著攝取食物的期待，肌肉的血液開始流向消化器官。你的感官變得遲鈍，心跳開始放慢，呼吸趨於和緩且穩定。為了從這一天遭遇到的傷害中恢復過來，你的生理狀態改變，在有需要的地方增強肌肉，修復組織。

正是在這樣的狀態下，你或許會在部落中遇見很特別的對象（潛意識自我認可的對象），讓你傾心不已，促使你採取行動、建立關係。一旦潛意識自我判斷你的情況很安全，它就會將血液從骨骼肌，運送到生殖器官。而今晚或許就是運用它們的絕佳時機。

這就是數千年來，潛意識與意識攜手合作的樣貌。潛意識自我總是試著讓我們處在正確的狀態下，根據眼前的情況與環境，採取能讓我們發展壯大的行動。

快轉到今天

今天，我們的生活早已和祖先大不相同。我們傾向於機械式地看待自己，將自己分割成許多部分、與完整的自己脫節，就好像我們只是機器般。與此同時，我們也如同樹木那般，落地生根，活在一個無法如往日那般互動的環境中。這

讓我們體內那以行動為基礎的團隊，陷入了無法作為的彆扭狀態。你的潛意識自我仍努力想要輔佐團隊，為生存與成功展開行動，但在當代的時空脈絡下，我們對自己有著現代常見的誤解，並因此誤會了潛意識自我想要為我們做的事。所以，潛意識自我與意識自我無法像個團隊那樣合作，我們開始覺得自己這台機器故障了。人們曲解了潛意識自我的訊息，認為這是機械故障會有的徵兆，而不是隊友試著推我們一把、帶我們展開行動。

雖然潛意識自我可以輕輕鬆鬆地處理令人咋舌的大量訊息，但它仍舊會對現代都市中的藤蔓發出警訊，判定那是一條蛇。更令其困惑的是，照理說，居住環境中的威脅已經不復存在，但透過平板與智慧型裝置，我們卻能接觸到無止盡的潛在危險。雖然其中有許多威脅可以處理，但生活在牽一髮動全身的國際社會底下，威脅的規模根本難以測量，其造成的影響更是難以估算。這讓潛意識自我不斷拉響警報，儘管我們有意識地知道，對此我們根本無能為力。

現代的孩子是在一個無法透過自身感官，去感測危險的世界中長大。全球性傳染病、氣候變遷、支撐世界經濟的底層架構等，就像條隱形的蛇，大大增加我們所面臨的不確定性。潛意識自我為了幫助我們採取行動，消除不確定性及潛在威脅，分泌出源源不絕的多巴胺，而在多巴胺的獎勵下，

我們的眼睛死盯著新聞、社群媒體與各種資訊來源不放。

　　與形塑潛意識自我的環境非常不同，現代的危險並不總是能單純依賴「檢驗藤蔓是否為蛇」的辦法去解決。但潛意識自我，仍然堅持做出其認為符合你最大利益的行為。它啟動了你的交感神經系統，釋放多巴胺，讓藍斑核（locus coeruleus）分泌去甲腎上腺素（norepinephrine）。這會增強你的感官，倘若你正在打獵，那就太棒了。但多數時候，我們只是躺在床上，期待自己能睡個好覺。你的潛意識自我說著，「快動起來！」但意識自我明白，你無法做出行動。這就是我們體內常見的脫節，我們視此為焦慮。

　　我們已經不會檢查房間裡是否有蛇，取而代之，我們總在睡前盯著手機不放，而那裡藏著無窮盡的蛇。終於，我們實在太累了，只好放下手機，或許再檢查最後一次，然後閉上眼睛，試著入睡。但對許多人來說，睡著並不是那麼簡單的事，等到我們真的進入睡眠，也沒能得到自己真正需要的休息。清醒之後，我們立刻拿起手機，緩緩走進廚房想來杯咖啡提神，利用咖啡因讓自己活過來。接著，我們跳上巨大的金屬容器，在擁擠的交通中全速朝公司前進，將自己塞進辦公室或工廠裡，就好像我們是一台機器，無視那個更適合在人類史上，絕大多數時間裡過著狩獵採集生活的有機體本質。

而「午休時光」此一概念，或許堪稱現代生活中最殘酷的笑話。這是一段我們期望機械身體能依照指令，消化食物，不去思考發生在這頓飯之前所有事件的時光。然而，現實就是：總是努力想要幫助我們的潛意識自我，開始因為這一天之中所累積下來的未消化壓力，啟動你的交感神經系統。這導致血液從你的消化器官流向骨骼肌，好讓你擁有足以戰勝任何潛在威脅的力量。

　　雪上加霜的是，由於你的壓力荷爾蒙整天都在釋放，因此你發誓中午只吃沙拉的結果，就是讓你感到不滿足。由於你所感受到的壓力是如此龐大，導致潛意識自我判定你一定是身處在就像是塞滿蛇的地獄之中，於是一直分泌皮質醇。這讓你渴望獲得脂肪、或單一碳水化合物等快速能量來源。起司漢堡！炸薯條！就去得來速吧！當然，就算得來速的食物有著滿滿的營養，在當前的狀態下，你的消化器官也沒辦法好好消化。現在，有一整個制酸劑（胃藥）帝國，就是為了應付人類意識與潛意識脫節的情況。

　　皮質醇是重要的壓力荷爾蒙，能快速提高血糖，好讓組織獲得急需的能量。在短時間內，皮質醇能改善免疫功能，減少發炎。這是有益的壓力荷爾蒙，會在我們感覺到壓力時快速地爆發，並在壓力解除後慢慢消退。然而，在長期壓力之下，人會開始習慣血液中出現過量的皮質醇，而這會導致

發炎情況變得更嚴重，並降低免疫功能。儘管胰島素能降低血糖，皮質醇卻會提高血糖。一旦皮質醇濃度一直處在很高的狀態，我們的身體會為了將血糖拉回到健康範圍內，展開作戰，而這可能會導致高血糖、體重上升，以及第二型糖尿病。雪上加霜的是，高皮質醇與高血壓也有正相關。[1]

思考到壓力對人類整個生命體的影響後，看到研究指出「壓力導致的炎症」是多數人類疾病的常見成因時，也就不足為奇了。[2] 儘管現代生活的進步，讓人們過得更好，但也似乎讓我們長期處在不受控制的壓力下，而去了解這股壓力，刻不容緩。這意味著我們必須認識自己的壓力反應，事實上是出自於體內試圖激勵我們採取行動的部分。我們缺乏對人類此一物種基本特質的理解，導致了內在長期處於脫節的不健康狀態，難以在現代社會立足茁壯。

噢，但我們的一天還沒結束呢⋯⋯

下班後，我們或許能來場熱烈的約會。我認為在已開發國家內，有一種被極端低估的現象正在發生。鋪天蓋地的威而鋼跟犀利士（Cialis）廣告，點明了某些現象，而這些產品如今甚至被包裝且推銷給年輕人的事實，也應該為眾人知道。這些年來，我從客戶身上最常聽到的抱怨，就是缺乏性慾或性功能障礙。男性或女性都有。多數人一開始並不會跟我提到這些，但當我向他們解釋處於高度壓力狀態下，會導

致性器官無法正常運作時，他們開始向我分享自己在親密關係中受挫。而這一切恐怕與壓力有關。

　　儘管色情片的氾濫確實會對年輕男性帶來影響，也被視作男性陽萎的罪魁禍首，但我認為大眾輕忽了長期焦慮與不可控壓力也占有一席之地。當潛意識自我認定我們處在危險中，無論這種危險出現在現實或非現實中，它都會努力轉移生殖器官的血液、並降低性荷爾蒙，來幫助我們。無論我們的壓力是在一天之中累積而來，或單純只是害怕自己表現不夠好，潛意識自我都很可能因為想要幫助我們，反而傷害到我們。隨著全球人口不斷上升，許多國家卻出現了人口減少的奇怪現象。儘管這個現象背後有許多因素，但我認為我們輕忽了長期處在壓力下的嚴重性。

　　現代社會帶給我們的痛苦，絕大多數肇因於我們對自身本質的誤解，以及身體此一生命體所擬定的求生計畫，又時常與我們對自己的理解背道而馳。我們對自身本質還有現代環境的錯誤認知，導致我們活得如同一棵被種在地上的大樹，卻期待自己能如同機器般運作。我們對自己運作方式的誤解，導致我們飽受壓力折磨，卻全然不明白那正在扼殺我們的壓力反應，事實上來自於潛意識自我，那個在每日生活中不斷感測到危機而大聲呼喊著，要我們趕快採取行動的自我。正是這樣的誤解，導致我們背負著壓力，無法解讀自己

的壓力反應，更無法理解潛意識的呼喊，其實只是為了讓我們逃離生活中的威脅。

而以認知功能來換取生理表現的代價，就是讓人無法在意識層面做出有效決策。我們或許都明白，人在高壓環境下很難進行思辨，遑論能有什麼改善人生的積極作為了。一次又一次的，我們見證了在壓力之下，關鍵思考急遽消失的情況。[3]

更糟的是，很多時候，即便有能力進行批判性思考，並擬定可靠的行動計畫，還是有許多會引發潛意識壓力的事物，令人束手無策。比方說，很多人都有過擔心隔天狀況而失眠的經驗。另一方面，現代人也必須理解到，無論是新聞或社群媒體，這些占據注意力的事物，也不斷讓潛意識自我啟動壓力警戒。我們是一種將積極行動作為生存法則的物種，但現代社會卻塞給我們永無止盡需要擔憂、卻又無能為力的事物。

用溫柔且有效的方法，與內在溝通

當然，人也有情緒。不知道該如何處理情緒，並非罕見的情況。這些情緒究竟有什麼意義？我們之中有許多人或許

很想拋下這些，情願自己就是一台憑心智去操控的機器人，至少機器人不會因為這些困惑和擾人的情感而痛苦。

認知科學界普遍認同「情緒」確實有著極為重要的功能：可以驅使你做出、或採取符合潛意識自我認定，有助於生存或取得成功的行為。當潛意識自我對某件事有意見，它會透過情緒來告訴你。這些訊息既強烈又複雜，時而讓你開心，時而讓你痛苦，且經常很難辨識。

令人遺憾的是，許多人終其一生，都沒能察覺潛意識自我想要對自己說的話。換而言之，我們經常在違背自我的情況下度過一生，不明白自己究竟渴望什麼。在心底深處，潛意識自我知道我們渴求什麼，但出於某些原因，我們卻聽不見，繼續在生活中做出違背潛意識聲音的決定，困惑著本該快樂的我們，為什麼還是如此不快樂。

倘若我們的祖先總是焦慮到夜不能眠，食不知味，遑論繁衍下一代，你認為我們這個物種還有存活的機會嗎？與自己情緒需求和欲望脫節的生活，聽上去就是你想要的生活嗎？現在，就是我們與自我本質重新接軌的時刻。人是由關係構成的，而這些關係會不斷發展與改變。我們就是內在世界種種關係的體現，而我們生理上有何反應，取決於我們認為自己在當前環境下該採取何種行動。

潛意識自我是由許多我們無法透過意識觸及的系統所組

成。但我們並沒有什麼動機，去對這些系統刨根究底。舉例來說，儘管去了解你為什麼可以不假思索就知道「刨根究底」是什麼意思，會是一件有趣的事，但接觸潛意識自我內的此一系統，並不會帶來任何顯著的好處。至少目前來看，潛意識自我在處理某些事情上，確實表現得極為出色，讓人可以很好地適應生活。

然而，我們可以學習與潛意識自我建立更良好的關係，為生活帶來正向轉變，讓我們即便身處在現代充滿壓力源的環境下，仍能與內在自我建立正向的關係。我們甚至可以學著解讀自己的情緒，試著聆聽潛意識自我想要表達的語言，以更貼近自己的真實需求，學會用溫柔且有效的方法，來處理內在的恐懼與創傷。我們可以學會與自己肩並著肩，再次與我們的生存策略同盟，為生存與成功做出行動，而不是和自己為敵。至於生活中那些無能為力的事物，我們能學著和潛意識自我交流，以安撫它。該如何做到這點？答案：就跟所有的關係一樣，一切就始於溝通。

儘管提起**語言**（language）一詞，最常想到的就是包含了動詞、名詞和形容詞的編纂語言，但我們其實也很常用到其他類型的語言。比方說，手勢是一種很有效的溝通方法，由於它們在表達上實在太有效率，也讓我們開始在書寫中增加了如表情符號的運用。儘管有些人持保留態度，但在向其

他人傳遞訊息時，肢體與面部表情被絕大多數人認為是非常有效的方法。人類「說」此種非語言的時間，或許比使用文字的時間還要久。

溝通是一種盡自己所能去表達意思、並盡量去推敲別人所言的過程。但不是每一次的溝通，都能很完美。例如，我們經常曲解伴侶的原意。儘管如此，在多數情況下，我們對於溝通對象的認識越多，就越能理解對方。我們能理解他們的幽默感，當他們出現某種感覺時講話會加速，以及他們超級興奮時，可能要花很久的時間才能把話說到點上。只要我們願意，我們也能以相似的方法去認識自己，學會留心潛意識自我想要表達什麼，並懂得透過呼吸來有效地與其溝通。

如同我們即將學到的，利用呼吸進行溝通，其實就跟使用其他語言來溝通一樣，需要依賴語氣、速度、語調和說話技巧，以及對當下而言最合適的表達方式。隨著我們慢慢與自己建立起更正向的關係，也能更聽得懂、並好好運用這門語言。這就是呼吸語言。

第 **3** 章

用呼吸語言，
與完整的「你」溝通

我們該如何和內在建立正向關係，一份能讓我們在順境中採取積極行動，並在逆境中不要遺失心中那份平靜的關係？我們要如何知道心底深處最想採取的行動，從而順應內心的真實渴望？如同所有的關係，一切需仰賴溝通，在本書接下來的內容中，將全力指導讀者該如何和那個你或許才剛剛發現其存在的自己說話，以及——更重要的，去聆聽。

潛意識自我就是你，不是別人。在呼吸與自我覺察的哲學中，我們經常將潛意識自我比喻成你的夥伴或隊友，這麼做或許會讓它看上去就像是他者。基於語言的局限，我們很難去討論這部分的自我。因此，當我們在討論這兩個部分的你時（意識自我與潛意識自我），請不要忘記，儘管這些部分的你在本質上有所差異，但你的構成包含了它們。我們或許會以為呼吸這門語言，就是一套學來與潛意識自我溝通的系統，但這其實只是我們學習讓意識與潛意識重新接軌的說法。而書中之所以這樣呈現，旨在幫助讀者將此互動情境化與內化，並開始參與內部那場永無止盡的訊息交流。

我們將從一個有助於將潛意識自我人格化的練習開始。請記得，儘管我們是在和潛意識自我對話，但同時也是在和自己對話。當你閱讀到這裡時，請開始想像一個帶著微笑看著你的自己，就好像在照鏡子那樣。

現在，想像微笑的你說，「好，意識自我，現在換潛意識自我說話了。我一直都在這裡，努力確保無論外在環境如何改變，我們都能做好萬全的準備。我會密切觀察，並讓你知道我們需要擔心哪些事。我會警告你一切的威脅、是否有跡可循，還有所有你需要知道的資訊，好讓你能進一步檢查，擬定計畫，並運用你那驚人的推理能力。現在，讓我們採取積極的行動，來改善生活吧！加油！」

現在，閉上你的眼睛，用一點時間向自己介紹自己。此一行為之所以重要的原因有兩點：第一，這個練習能幫助你將潛意識自我視為一位夥伴。第二，這個練習能打破你舊有且內化的身心配置模式，亦即脖子以上為你的本體，脖子以下為你的機械部分。請接受你等於全部的你，而所有的你正努力於身處的環境中，創造出真正的你。

對本書即將介紹到的所有呼吸技巧與練習而言，「微笑以對練習」都是很棒的開始，也是當你被感受、情緒與緊繃

狀態淹沒時，值得一試的動作。請想像你正對著自己微笑，對自己說著，「我一直都在，努力幫助你活下去並取得成功。我會聽你說話，我永遠都會和你對話。我期許這樣做，能為你的行動提供支持。」

打破身心二元對立，你準備好了嗎？

身心二元的觀念之所以在各方面上難以撼動，主因就在於其根植在我們的語言中，如同「著涼」此一用法。即便許多人多年來，嘗試將人類生命體視為一個整體，但我們的語言卻不斷加固舊有的模式。因此，我們需要能表述「人類生命體為一個整體」的語言，一種我們能在本書其他部分使用的文字。

現在，介紹完畢，讓我們進一步以「關係」的角度，來解讀自我。但在此之前，首先得認識呼吸語言中的一些詞語意義。所有的語言都包含著約定俗成的概念、項目、行動等符號。由於我們即將學習呼吸語言，因此在開始之前，必須先界定一些新詞彙。

首先，你需要知道……

- **友愛**（philia，名詞）：希臘文 philia 可以粗略地翻譯成「非愛戀關係的深情」或「兄弟情誼」。舉例來說，這個字是「philadelphia」（費城）此一城市名稱的字根，該城市也被稱作「兄弟情誼之城」。這是朋友之間所存在的最高等級之愛，一種或許能在家人之間見到的愛。還有比這更好的方式，來形容我們對自己的理解嗎？存在於我們體內的，是一份意識自我與潛意識自我的關係。與其著重在「身心模式」上，我們可以用「友愛」此一更能象徵我們真正本質、亦即一份關係的詞彙，將焦點集中在人類生命體的整體性上。「友愛」是全部的你，完整的生命體。

- **潛意識自我**（unconscious-self，名詞）：是指友愛之內，無法透過意識去觸及到的一切智慧。從本體感覺到自律神經功能，從情緒到細胞複製，潛意識自我幾乎無所不包。簡單來說，每個人體內都存在著偉大的智慧，並有賴身體各系統的配合、運作，讓我們活下去。而這份智慧能根據內在或外部的線索，告訴我們該怎麼做。有些時候它會出錯，也經常感到困惑，但它總是試著幫助完整的你存活並壯大。不過，這個部

分的我們，不具備使用類似如語言此類符號的能力，這也是為什麼我們必須運用本書所學技巧和其交流。

- **意識自我**（conscious-self，名詞）：意識自我是我們友愛之中，可透過意識來觸及到的部分：從你的意識覺知，到骨骼肌收縮；從你的推理能力，到你決定是否要因為潛意識自我的衝動，而實際採取行動。此外，它也懂得把文字、數字、圖形等符號，化為能用來表達情感等生理現象的語言。

那麼，如何看待「身體」？

我們的身體，就是內在智慧的體現。構成我們細胞、器官、身體組織的每一顆原子，都是受那無法透過意識去觸及、卻時刻維繫著我們性命的驚人智慧所控制。我們並不僅只是可以行走的血肉。我們身體的每一個部分，都代表著智慧，並形塑了我們。而我們的生理表現，會隨著我們一生之中與內在及外在世界的關係，不斷改變。我們身體上的任一部位，都是智慧的結晶，也沒有任何一個部分的你，不屬於你。

五大原則，從呼吸調整身心

1. 覺察，是所有正向改變的基礎。
2. 「潛意識自我」跟「意識自我」同樣代表著你。
3. 潛意識自我，總是努力地幫助你生存並壯大。
4. 完整的友愛，就是最健康的你。
5. 行為，是一種語言。

經過多年經驗，我總結了五條可以囊括呼吸語言精髓的原則。這五個句子能讓你學到呼吸語言的核心概念，也提醒著我們要邁入新模式了。在準備學習此一語言的同時，讓我們花點時間來探究該思維的基礎。

覺察，是所有正向改變的基礎

有許多方法能幫助我們了解自己的生理狀態，且長久以來，我們也透過健康與保健的角度，了解大多數的資訊。舉例來說，我們可以檢查一個人的體脂率、骨密度、淨肌肉量；也可以檢測一個人的活動範圍、最大舉重能力等各種數字。透過這些資訊，我們可以建立一套評估進步程度的標準，這些都是幫助我們去覺察的方法。它讓我們在不同時間

下，針對客觀記錄進行參考、測量與比較。

這些客觀的衡量標準非常有用，能讓我們獲得一定程度的覺察。然而，主觀經驗也是一種很強大的覺察指標，卻經常受人忽視。沒有人，只有你自己能知道你真正的感受，而這也讓一切變得更難解釋──就算是對我們自己而言。我們受到語言的框限。

在描述主觀感受時，很難找到客觀的衡量標準。我們試著利用分數來量化疼痛，但「10 分裡面高達 7 分」這句話對我的意義，跟對你的意義真的一樣嗎？由於人類經驗就是從主觀出發，因此我們根本不可能知道這個問題的答案。也正是基於同樣的原因，人類從來沒能發展出一套用於描述感受的通用語言，而我們也很難去思考無法以文字來表述的事物。當事情很難做到，我們就傾向於逃避。因此，儘管我們可以清楚說出自己現在幾歲，體重多重，但當問題牽涉到描述自己的感受時，我們經常會說，「呃，還可以……吧。」幸好，無法自我覺察的日子要結束了！

很多人都聽過，長年生活在冰雪大地上的因紐特人，其語言中大約有四十至五十個關於雪的詞彙，而每一個詞彙所描述的雪都不同。舉例來說，其中一個詞彙描述的，或許是泥濘的雪；另一個詞彙，則是表示乾燥的片狀雪花。有些詞彙則是指微微的降雪、大片的雪或雨夾雪。而因紐特人的語

言中有大量與雪相關詞彙，就是一個例子，展示了人類會創造語言，來描述自己經常接觸到的事物。

在練習與潛意識自我建立起融洽的關係時，最重要的部分就是要能覺察到自己的感受。這也意味著，要盡可能地與意識覺知互動。透過下一章的練習，我們將運用某些客觀標準，來開發自己的主體知覺。但永遠不要忘記，是否要努力開發自己的內在覺察、亦即內感受（interoception），決定在你。

內感受就是內在覺察的感覺。常見的錯誤觀點是，人類有視覺、聽覺、味覺、觸覺與嗅覺等五大感官。但這並不正確。我們的感官遠多過於這些。舉例來說，我們具備能在三維空間下判斷身體位置的本體感覺。例如，當你閉上眼睛，你還是知道自己是站著的。我們還有其他感覺，像是內感受。我們會運用這種感覺，來判斷自己是否生病、緊張或沮喪。本質上，當我們需要回答如「我感覺如何？」的問題時，就需要運用到此種知覺。

在下一章裡，我們會練習開發內在覺察能力。絕大多數的人都放任此種感受萎縮，但只要勤加練習，就能更加強烈地感受到友愛的狀態，讓我們得以聽見潛意識自我，推論其試圖傳遞的訊息。一旦能做到這一點，我們就不會再與潛意識自我為敵，而能攜手共進。

「潛意識自我」跟「意識自我」同樣代表著你

　　我們在前一章已經探討過此點，這裡就不再贅述。只須記得，我們並不是在和你以外的主體對話。還記得那個老掉牙的笑話，「自言自語沒關係，只要你不要還回答自己就好」？但在使用呼吸語言時，我們可能會違背這一點。你會學到如何運用自己的內感受，去「聆聽」潛意識自我的訊息，並在解讀出那部分的你所試圖傳遞的訊息後，有意識地做出回覆。有時你或許會說出，「不，現在並沒有熊在追我們。」或是「打起精神來！」「讓我們平衡所有的能量以集中注意力！」然而，最重要的是去理解這一切的溝通，就發生在你的內在。無論潛意識自我試圖告訴你什麼，這都是來自於一個充滿愛的地方。它就是你體內友愛的一部分，並總是掛心著友愛的最大利益。

潛意識自我，總是努力地幫助你生存並壯大

　　請記得，潛意識自我非常聰明。它可以在近乎一瞬間內處理大量的資訊，解釋我們所身處的世界，努力協助我們存活並壯大。然而，正是因為其速度如此之快，導致它也很容易倉促論斷，因此犯錯。它可能會因為環境中的線索而錯誤

解讀情況。這可能會帶來不舒服的情緒，同時身體好像不聽使喚般，無法配合意識的渴望。這一切或許會讓人誤解，認為潛意識恨自己，故意與我們為敵。但這絕對不是真的。這正是為什麼我們必須學習與潛意識自我，建立起正向關係。而我們也需要去理解，即便潛意識自我不斷讓我們感到不舒服，讓我們徹夜難眠，它的本意也不過是以為這樣有幫助而已。

完整的友愛，就是最健康的你

一旦學會與內在建立起正向的關係後，就能體會到很多人從未感受過的完整性，一種能引導我們獲得更快樂與健康人生的自知和信心。當我們與潛意識自我重新成為一個團隊，壓力不會嚇倒你，消化變得沒那麼困難，晚上睡得更沉了，情緒也不再令人難以招架。更重要的，我們在行為舉止上更有自信且沉穩。

一旦我們能將自己視為一個團隊，就能指導潛意識自我變成更好的夥伴，同時也能有自覺地讓自己變成得力助手。要達到這樣的完整性，需要一定的時間，因此不要期待一蹴可幾。這是一種練習，而不是表演。你必須持之以恆地處裡你與內在的關係，就好像你永遠不會隨便放棄你與珍視對象

間的感情般。最健康的你，應該是一個團隊。在時間與練習的幫助下，你就能以自己不曾想像過的程度，信賴著自己的團隊。

行為，是一種語言

認知科學告訴我們，想靠意識來直接接觸潛意識自我，是不可能的。然而，這並不意味著我們不能與潛意識溝通。舉例來說，我們也無法觸及朋友、家人或任何他者的內在狀態，但我們仍能與他們交流，建立起關係。而做法就是，透過所謂的「語言」，從對方分享的資訊中，推想出意思。別忘了，人類是具有行動性的物種，而溝通就是在傳達與推論資訊。這是理解潛意識自我試圖表達的內容，以及我們如何透過呼吸與內在對話的基礎。

我們會透過有意識的呼吸行為，進行溝通。同時，會從潛意識自我如何改變我們的生理狀態，來解讀其行為。無論是哪一種語言，其所傳達的意義，都會因使用方式不同，而有所改變。呼吸語言也不例外。關於呼吸，有千百種方法。從呼吸的深度、快慢，到呼吸的具體部位，都會影響你傳遞出來的訊息意義，就跟人際溝通一樣。在傳達語意上，我們的語調、姿態、語速、抑揚頓挫和咬字的重要性，跟文字本

身比起來，是有過之無不及的。而透過呼吸與潛意識自我對話的過程，也同樣如此。這是因為呼吸與我們的神經系統緊密相依，使其成為一條能與潛意識自我對話的寶貴路徑。

潛意識自我也會透過行動來表達意見。然而，我們經常因為它們就在體內而忽略了，這對我們極為不利。如果能理解潛意識自我為了改變我們生理與情緒狀態，所採取的行動，就能解讀其試圖傳遞的訊息。比如，我們知道，潛意識自我總是試著幫助我們生存並壯大。因此，舉例來說，當它改變了我們的心跳、血糖或感官上的警覺度，這些行為就能被解讀與解釋，讓我們能夠更進一步地覺察自己，並透過呼吸語言去回應。

從呼吸調整身心實驗室 1

現在，我們已經定義了部分詞彙，也解釋了五大原則。該來學習如何使用呼吸語言了。之後的每一章末，都會有「從呼吸調整身心實驗室」，幫助你開發專屬於自己的練

習。此實驗室的目的，是希望成為你的嚮導，而不是插手你的練習計畫。你的友愛、你的環境、你的生活 —— 於你而言，都是獨一無二的。唯一能決定該如何好好運用你在每章所學的，只有你。

而第一個「從呼吸調整身心實驗室」，從單純把自己想像成一段關係開始。你是一段與內在以及與周圍環境的關係。在這個實驗中，就擁抱這個新模式就好。試著將你自己想像成完整的個體，而不是受思想操控的軀體。思考你與潛意識自我的關係，那個總是想要幫助你在地球上存活並取得成功的你。在你展開一天、或閱讀下一章時，請容許自己對體內那無與倫比的團隊，發出由衷的讚嘆。

第 **4** 章

此刻，
潛意識想告訴你什麼？

多數人帶著舊有模式，去接觸呼吸練習。他們問道，「解決……問題的技巧，是什麼？」他們搜尋著可以輸入自己這台機器的指令，要對肉身這台機器發出命令，希望機器能如期待般運轉。這就像是學會說話，卻不準備傾聽對方的回應。

　　比方說，我知道如何用西班牙語詢問「廁所在哪裡？」然而，每當對方報路時，我總希望他們能簡單地指個方向就好。我甚至不知道他們是在指路，還是想讓我迷路！要想從「學習說話」這件事情中獲得益處，我們必須做好準備，去解讀對方給予的回應。在練習呼吸法上，也同樣如此。但人們卻經常只想學會一、兩個技巧（亦即操控肉體機器的指令），就期待能獲得一連串好處。具體來看，這就像是學著運用一種你根本不會的語言去發問。成果當然會受到限制！

　　另一個經常出現的情況，就是學會了呼吸技巧（同樣的，也是因為預期這麼做，能讓自己的肉身機器得到一連串好處），卻從來不付諸實踐。然後在那麼一天裡，他們覺得自己再也受不了了，被強烈的焦慮感吞噬，於是開始嘗試自己學過、正巧是用來對付此情況的技巧。結果再一次的，效果有限。畢竟，呼吸法不是一個可供你輸進肉身機器內的指令。這是一門語言。且如同所有語言，它存在細微的差異，更需要耐心與練習。

一開始，這或許聽上去像在胡言亂語，但或遲或緩，你會理解潛意識自我想要說些什麼。下個練習將幫助我們去領略這奧妙的語言，讓我們能透過意識覺知進行解讀。

如何培養更強的內感受能力？

準備好傾聽潛意識自我的聲音了嗎？讓我們開始探索內感受練習，也是呼吸語言訓練最基礎的部分。這個練習可以在任何地方進行，但較理想的環境是一個安靜而不受打擾之處——在剛開始接觸呼吸練習的時候，這點尤其重要。倘若你在留心潛意識自我的聲音上遭遇困難，閉上眼睛並盡可能減少外在的感官刺激，或許能帶來些許幫助。當然，你可以在閱讀本書的時候，同時進行。但請試著記住內感受練習的步驟，如此一來就可以盡量自行練習，這點在初步接觸呼吸法時非常重要。話說回來，即使是呼吸法的老手，也同樣需要內感受練習。

將你的右手放在胸口，試著去感受自己的心跳。

感受到了嗎？就在那裡。等一等，直到你能用手掌去感受胸膛那些微的起伏為止。不帶評斷，也不試著去解釋你此刻所感受到的語言，單純注意自己心跳的節奏。你的心臟有均勻地跳動嗎？有加速或變緩嗎？潛意識自我與你溝通的方式有很多，而你正透過其中一種方法，聆聽其最真實的「聲音」。

你問那個心跳代表什麼？那就是你！那是另一個部分的你，潛意識自我的你，為代表著你的整個團隊竭盡心力的自己。想像那個面帶微笑的你說，「我可以的！我負責處理後台的情況，而你負責前台。只要齊心協力，我們就能在這個地球上存活並壯大。」

現在，手離開胸口，然後把手放到大腿上，掌心朝上，將注意力集中到手掌。我們正在將全部的意識覺知，引導到右手掌上。

你能感受到掌心傳來的心跳嗎？就在那裡！你能將自己的意識集中到上面嗎？它一直都在那裡。血液微弱的脈動，流過你的靜脈與動脈。那就是你，絕不僅只是一台機器，而是你內在友愛的一部分。它在此刻，如同潛意識自我所期待

的，為全部的你提供適當的血液。

　　現在，將你的感知轉移到右手指尖端。你可以在指紋下，感受到心跳嗎？那裡也有！一直就在那裡。我們只是單純學會去覺察而已。倘若你感受不到，請多花一點時間集中注意力。我向你保證，你的心臟此刻正朝著你的手指輸送血液。有些人已經與自我脫節太久，久到無法辨別自己接收到的所有訊息。就像第一次聽到新的語言那樣，經常無法確定一個單字是在哪裡結束，另一個單字又是從哪裡開始，但隨著練習，我們慢慢就能跟上。同樣的，我們也能學會去解讀潛意識自我的訊息。一開始或許會覺得很困難，但不要擔心，只要透過練習，你很快就會上手。

　　在你能透過手指感受到自己的心跳以後，請將意識覺知轉移到左腿上。把全部的覺察集中到左臀，再一路延伸至左腳趾。你感受到了什麼？先別想著要用言語來描述，而是集中在感受上。這正是好好養成覺察的時刻。單純去感受。在這個步驟上至少停留 30 秒，但只要你想，你可以盡情將注意力集中在左腿上。

　　現在，將你的意識轉移到左足。你能感受到左足的心跳嗎？就在那裡！那就是你。你感受到的微妙脈動，正是你的潛意識自我。這既是你，也是你的潛意識自我，而其專注於讓友愛安全，並盡可能地壯大。請想像微笑的自己，回望著

你，同時將意識集中到自己的心跳上。「我會照顧好你。」潛意識自我說道。請維持這樣的意識覺知至少 30 秒。

下一步，將你的意識覺知轉移到左腳大拇指上。你能在那裡感受到潛意識自我嗎？請將意識覺知集中到大拇指上。你在觀察部分的自己，而無論是你、還是你所觀察的左腳大拇指，這些都代表著「你自己」。將注意力集中在左腳大拇指上至少 30 秒。

現在，來點挑戰吧！你能提升自己的意識覺知嗎？將你的意識集中在左腳大拇指的心跳上，但此刻，請同樣注意到你的右腳大拇指。將注意力集中在雙腳大拇指的心跳上，至少 30 秒。

讓我們進一步拓展自己的意識覺知。在你將注意力集中在雙腳大拇指的心跳同時，你能拓展自己的覺知，意識到雙手手指的心跳嗎？儘管練習變得越來越具挑戰，請不要灰心。自我覺察是一種練習，而不是一項表演。倘若你現在還做不到，也請誠實面對自己。你正在強化內感受，同時也在摸索自己當前的極限。隨著時間過去，你將對自己的自我覺察能力感到驚訝。現在，倘若你能維持此一程度的覺察，請停留至少 30 秒，再進入到下一步。

接下來，將你對心跳的覺察，拓展到雙腳與雙手上，並維持對心跳的覺察至少 30 秒，才開始移動雙手和雙腿。在

進行下一步驟前，請確保自己能全神貫注在心跳上。在感受心跳的同時，請花點時間觀察。你的手臂與雙腿是同時出現脈動嗎？或者兩者間的脈動，存在著些微的時間差？畢竟，它們與心臟的距離並不一樣。你認為這會造成影響嗎？有感受到嗎？將覺知繼續集中在手部與腿部的心跳上。

在你將覺知集中到手部與腿部的心跳同時，請提醒自己，心臟的每一次跳動，都是由潛意識自我決定的，其也等同於那個正在進行觀察的意識自我。我們逐漸意識到自己的友愛。繼續維持當前的覺察，用一個笑容來為自己慶祝。

在你微笑的同時，你是否注意到自己的感受出現了變化？儘管這個動作僅牽涉到臉部肌肉緊繃程度的改變，卻也會進入到你的意識覺知中。然而，你也有可能在其他地方感受到微妙的改變，那種難以言喻的變化。不用擔心自己還無法描述這份感覺，只需要單純去覺察。

你做得很棒。

現在，將意識覺知轉移到你的整體上，你的每一個部分，從腳趾尖、手指尖，再到你的頭頂。你能感受到心跳嗎？你能在你的友愛中，捕捉住每一下心跳的迴響嗎？哪一處的心跳最強烈？哪一處的心跳最微弱？不要著急。請花至少 30 秒觀察。

現在，請皺起眉頭。這是否造成了改變？現在，展露微

笑。這是否造成了改變？

你或許沒有感受到，但在我們進行這些步驟的全部時間裡，你都在呼吸。你不需要有意識地去呼吸，因為潛意識自我包辦了這一切。「我可以的。」它說。「我知道你在忙其他事！我會照顧好我們的。」這個部分的你說道。

現在，將你的覺知轉移到呼吸上。你能感受到涼爽的空氣，進入鼻腔嗎？以及離開你鼻腔的溫暖潮濕氣息？請觀察你的呼吸。你的氣息去哪裡了？哪些肌肉在移動？你的呼吸很急促嗎？還是很緩慢？請單純觀察就好。此刻還不要試著去解讀這些訊息，只要純粹地去覺察。

請憑自己的感覺，來決定要重複這個練習幾次，以及花多少時間進行。對許多人來說，這是他們第一次真正聽見這種語言，因為他們過去根本不曾意識到這是一門語言。

在你回到一般的意識狀態後，倘若可以，請維持一小部分的覺知，去接收潛意識自我所傳遞的訊息。透過覺察潛意識自我所發送的訊息，以與潛意識自我的關係變得更緊密。

少一點麻痺，多一點「感受」

我曾輔導一位長年在印第安納波利斯市裡，治安最差一區服務的警察。在引導她做內感受練習時，她表示自己很容易就能感受到胸膛的心跳，甚至是掌心的心跳，但當我們轉移到手指與腳趾時，她說自己什麼都感覺不到。她在想，是不是因為多年來，在工作上目睹了無數令人心碎且情緒崩潰的事件後，她已經學會「不要去感受」。

事實上，不分行業，多數人在覺察內感受上都有困難，尤其是一開始的時候。如同後文即將學到的，我們的情緒體驗並不是理智上的體驗，而是生理性體驗。一旦不了解這些感受來自何處，或者它們試圖傳遞的訊息，我們恐怕會覺得被干擾、害怕，甚至痛苦。這樣的結果導致許多人想盡辦法麻痺自己，削弱自己的內感受。

然而，隨著時間與練習，我們可以重拾這份內在覺察。而這麼做時，就能學會留心潛意識自我試圖傳達的訊息。現在，在我專為一線救難人員設計的課程上，那名警官更成為了合格訓練師。她最後學會了去覺察自己手指與腳趾的心跳，你同樣可以。倘若你因為這個練習而感到挫折，請想一想她。

從呼吸調整身心實驗室 2

　　你邁出了學習呼吸語言的第一步！儘管你確實可以直接進入下一章，但為了讓訓練發揮最大效果，請確保自己在訓練頭一週，每天至少進行一次內感受練習。假如你在第一週結束前，決定繼續看下去，那也沒關係。很快的，你就會接觸到覺察練習，這能強化你透過內感受練習所習得的技巧。

　　在呼吸語言的哲學中，這些練習占有舉足輕重的地位。儘管許多學習者對於這些練習不感興趣，但別忘了，要勤加練習，才有辦法傾聽並理解潛意識自我，最終與潛意識自我溝通。請每天花一點時間，來強化內在覺察。如果能做到這一點，你掌握技巧的速度，絕對會比忽視這些基礎練習來得更快。

引導指南

- 每天至少進行一次內感受練習！

第 5 章

一起來破解身心的
「羅塞塔石碑」

為了掌握一門語言，我們首先需要的，是協助理解的工具，讓我們不僅能解讀收到的訊息，也能正確用該語言傳遞資訊。1799 年，法國軍官皮埃爾・弗朗斯瓦・布夏爾（Pierre François Bouchard）在拿破崙侵略埃及期間，發現了羅塞塔石碑。上面刻下了法老王托勒密五世「神顯者」（Ptolemy V Epiphanes）於西元前 196 年在埃及孟菲斯所頒布的詔書。這項發現之所以極為重要，原因就在於這份詔書共以三種語言寫成：古埃及象形文聖書體（Egyptian hieroglyphics，按：為呈現給神明的文字）、古埃及世俗體（Egyptian Demotic，按：為當時埃及平民使用的文字）和古希臘文。正因為三段語言傳遞的都是相同的內容，學者終於得以解密古埃及文。

每個人都有一塊「羅塞塔石碑」

我們也有一塊羅塞塔石碑，可用來解讀近乎所有來自友愛的訊息。這塊石碑，就是我們的自律神經系統。它能確保你的心臟跳動，你的胃會消化，你的肺在呼吸；它還能調節你的血糖，你的壓力荷爾蒙，你的循環功能，以及所有不需要出於有意識思考，就能自然發生的事物。

這一切的運作，都不需要涉及到意識覺知。而這是一件好事！請想像你必須刻意提醒心臟要跳動，還要注意將吃進去的所有東西消化完畢。你永遠都不能睡覺，因為睡著會讓你忘記提醒心臟要跳！好在潛意識自我包辦了這一切，而自律神經系統就是它執行的辦法。

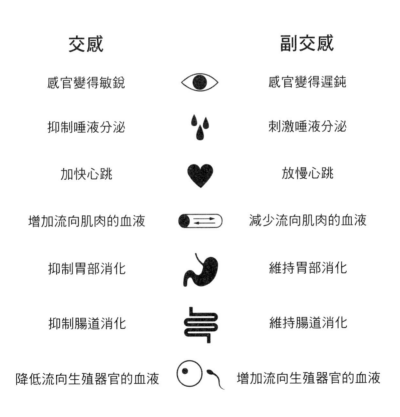

交感		副交感
感官變得敏銳		感官變得遲鈍
抑制唾液分泌		刺激唾液分泌
加快心跳		放慢心跳
增加流向肌肉的血液		減少流向肌肉的血液
抑制胃部消化		維持胃部消化
抑制腸道消化		維持腸道消化
降低流向生殖器官的血液		增加流向生殖器官的血液

自律神經系統的羅塞塔石碑

如前頁的圖所示，自律神經系統有兩大分支：交感神經系統和副交感神經系統。這兩個分支對應我們當前的生理激發狀態。而此狀態，會受到潛意識自我對接收到的訊號的解讀，所影響。倘若潛意識自我認為，你此刻身處險境，或很興奮，或精力充沛，那麼你就會產生生理激發，亦即更受交感神經主導。要是潛意識自我認為，你處在安全且可以放鬆的環境下，那麼你就會較不激動，身體也受副交感神經所主導。而你的生理激發狀態，會伴隨著生理變化，後者是潛意識自我認為在該情況下，最有利你生存與成功的反應。而生理狀態如心跳、血流、荷爾蒙等的改變，也各自對應到不同的激發程度。

自律神經系統的狀態，堪稱潛意識自我的最強溝通模式之一。它能具體表達潛意識自我想要傳達的訊息，並讓你能進一步解讀其對當前狀態的看法。比方說，當你的心跳開始加速，呼吸變得急促且不規律，口乾舌燥，消化與性衝動近乎停止，或許還會覺得冷……這些線索全部暗示著潛意識自我正在加速運轉，因為它判定此刻很危險或令人興奮。

我們同樣可以透過觀察生理狀態，去解讀潛意識自我是否認為，此刻很安全且做好休息的準備。我們的心跳放慢，呼吸變得平穩且鬆弛，消化器官與性器官變得活躍。我們覺得暖和，因為血液從肌肉流向了器官。

自律神經系統是非常有用的解讀器。它能讓我們解讀潛意識自我對當前狀況、或即將發生事情的看法。潛意識自我總是不斷處理著感官接收到的一切資訊，進行預測，同時試圖找出關聯與模式，並透過真實的生理變化，來表達其認為友愛在此情況下，需要什麼。儘管我們無法透過意識來觸及潛意識自我，但可以學著去了解自律神經系統的狀態，來傾聽它想要說的話。

　　這是我們學會潛意識自我語言的第一步。唯有在理解潛意識自我以後，我們才能做出有意義的回應，從而建立正向關係。實際上，這就像是在學習一門新的語言，而這是極具挑戰的事。儘管如此，只要透過練習，就能成功。

就像學習語言一樣，要練習才會越來越好

　　倘若你曾經學過外語，你或許就明白在真正掌握該語言之前，聽著其他人在你面前說著該語言的感受。我太太的家人能說非常流利的西班牙語，但我尚未精通這門語言。最主要的原因在於，我沒有時常使用它。他們可以自在地說著英語，而我猜想他們可能沒意識到在講西班牙語的時候，應該刻意放慢速度，好幫助我學習。基本上，用英語講「傑西，

把垃圾拿出去丟」，遠比嘗試用西班牙語表達，同時還要將手指一指垃圾桶、再指向門口簡單。對我來說，聆聽另一門語言幾乎就跟聽到噪音沒有兩樣：有這麼多的聲音、語氣、語調和抑揚頓挫，而我沒有能解讀這些資訊的參考資料。

然而，只要用足夠的時間去學習一門語言，定期練習並持之以恆，遲早你會發現別人口中那聽上去難以理解的聲音，總算變得有點可以理解了。你開始抓到對話中的一、兩個字。你懂得透過對方的動作和語調，來解讀意義。隨著時間過去，即便你還是稱不上流利，但至少聽得懂對方在請你把垃圾拿出去丟。之後，你或許還自信到能使用該語言發問，或說個笑話。只要定期練習，自然就能精通。最終，你甚至可以流利地使用該語言，能表達其中的細緻韻味，並可以透過語調，來讓語意更精確。然而，正如同所有會多國語言者會跟你說的，一旦沒有定期練習，就會失去對該語言的掌握程度。這也是學習用自律神經系統，去解讀潛意識自我語言的情況。

你的潛意識自我不會為了配合你，就放慢它的速度。儘管有些人天生內在覺察程度就比其他人高，但多數情況是，儘管潛意識自我發送了這麼多的訊息，我們卻幾乎渾然不覺。因此，為了理解潛意識自我的微妙訊息，就必須將自律神經系統當作主要的解讀器，慢慢掌握它放出來的線索。

心跳，你最好的「解密」工具

　　觀察心跳，是判斷自律神經系統活躍程度的最簡單方式。心跳越快，意味著潛意識自我試圖讓你採取行動的態度也越強烈。越快的心跳能為身體組織提供更多充滿氧氣的血液，而這正是潛意識自我認為此刻你所需要的。心跳的些微上升，則顯示了自律神經系統下的交感分支出現些微的活化。你的心跳越快，就越能確定血液正在遠離你的消化器官與性器官，因為潛意識自我已經在為潛在的「戰鬥或逃跑」做準備。倘若你的心跳接近安靜心率（resting rate），那麼你的潛意識自我或許正試著告訴你，它認為此刻很安全，當前的環境也許正適合吃點東西、做愛或休息（副交感神經分支）。

　　在學習潛意識自我語言方面，心跳是最可靠的解讀器。開始使用此一解讀器的最佳方法，就是學會準確測量自己的心跳。最簡單的方式就是找到自己的脈搏，然後測量 1 分鐘內的心跳次數。但更為方便的做法，則是使用智慧型手錶或血壓計。在你找到可靠的方法來測量心跳後，你就能運用下面的解密方法：

1. 在測量心跳之前，請閉上眼睛，確認友愛的狀態，留心自己的想法與隨之而來的生理感受。觀察自己

是否覺得熱、冷、焦慮、放鬆、流汗、緊張等各種狀況。你可以在測量心跳**之前**，判斷自己的感受。

2. 接下來，測量心跳並試著找出關聯：「當我的心跳是_____，我感覺_____。」開始學習潛意識自我的語言。

3. 在測量過心跳後，想想看，你的心跳反應出怎麼樣的自律神經系統狀態。現在，你能將客觀測量結果（心率）對應到主觀測量結果（身體掃描）上。

學習潛意識自我的語言，意味著建立起象徵性連結。就現在的情況，我們要找出心跳與自身感受及情緒的象徵性連結。由於潛意識自我不會停止發送訊息，因此在一天之中的不同時刻，以及當你感覺情緒有變化時，去測量心跳，就變得格外重要。這能幫助我們了解，自身的感受如何對應到潛意識自我試圖傳遞的訊息。

將練習帶入日常生活中

在開始學習潛意識自我的語言後，把自己的發現寫成日記或做成記錄，能帶來極大的幫助，尤其是在頭兩、三週

裡。試著找出模式，並觀察這些模式被打破的時刻。盡量敞開心胸，不要去做評斷。我們的目標不是得到「好成績」，只是單純在學習認識自己。

每一天都在以下時段，進行上述步驟。（你可以針對自己的作息來調整。我是用多數人的作息時間來舉例。）

醒來時：這時你的心率為「安靜心率」，能作為其他測量結果的對照基準。這或許是你一天中，最放鬆的狀態。然而，你是否會在焦慮或壓力狀態下醒來？定期測量此刻的心跳，結果也許會讓你有些驚訝！測量完後，再將結果與你的主觀內在覺察進行比較，或許能得獲得極大的啟發。

工作前：這是普遍會感受到壓力的時刻，因為我們要面對的是，通常會帶來最大壓力的事物：工作！請看看你的潛意識自我好不好。它有什麼期待？你感覺如何，心跳又是如何？

吃午餐前：對潛意識自我來說，這是放鬆下來、並得以透過消化來獲取營養的重要時刻。倘若潛意識自我認為我們身處在危險中，消化器官就會暫停運作。很快的，你就會學到如何透過呼吸向潛意識自我保證，現在可以放輕鬆了。

下午3點：午餐後的幾個小時，再次關心一下你的潛意識自我，觀察感受與心跳間的關係。

晚餐之前：同樣的，你的潛意識自我準備好用餐了嗎？

夜晚裡稍早的時段：這是檢查你的友愛與你自己是否取得共識的絕佳時機。對絕大多數人來說，這是不需要工作，但心思或許還掛念在工作上的時刻。在一天之中的這個時刻裡，潛意識自我想要說些什麼？

睡前：潛意識自我已經準備安穩地睡上一覺了，還是只想趕快逃離熊？這是了解其對你的福祉與安全有何看法的時機。

例外時刻：每當你發現自己的感受出現明顯變化時，請進一步留意觀察。首先，恭喜你具備一定程度的覺知，能辨別出這樣的改變！其次，讓我們透過「心跳」這個解讀器，來了解這顯著的變化。

理解潛意識的最簡單方法

簡單來說，心跳較安靜心率快越多，生理激發程度也越高。這意味著潛意識自我要讓你進入最佳的行動狀態。它正盡一切所能地協助友愛，希望能幫助你存活並取得勝利。

我們必須明白，自律神經系統的活化，並不一定是件壞事，這點相當重要。再次重申，運用解讀器，並不是為了評

斷自己。我們之所以需要解讀器，只是因為這是幫助我們在特定時間點下，理解潛意識自我語言的最簡單方法。

然而，心跳較快並不代表你**應該**出現特定的感受。舉例來說，你或許會在興奮且滿足的時刻裡，發現自己的心跳比較快。請記得，這不是非黑即白的對應關係。你之所以激動，說不定是因為你即將在觀眾面前獨唱一曲，也有可能因為你很痛苦。當然，也有可能是因為潛意識自我知道現在的你，需要補充能量和生理激發。同樣的，記錄下這些時刻。將你的感受與心跳進行比較，然後找出關聯。

然而，在記錄下心跳、並將其作為解讀器以後，你或許會發現，你「有意識想達成的目標」與「潛意識認為當前處境下你該有的生理狀態」，兩者間出現脫節。這很尋常。很快的，你就有能力，在這場永無止盡的內在對話中，發揮積極作用。就現階段而言，我們要學會去覺察。缺乏覺察，我們的訊息只會淪為胡言亂語，更糟的是與我們想表達的意思，完全相反！

從呼吸調整身心實驗室 3

　　在學習潛意識自我的語言上，這是令人興奮的時刻。將心跳作為解讀器的你，即將觀察到客觀測量值與主觀經驗間的連結。儘管如此，你也可以將解讀器的運用，拓展到前文自律神經系統圖示中的任何一項指標上。一開始經常會以心跳作為指標的原因，在於比起去判斷你的消化系統有多麼活躍、或骨骼肌裡的血流量是多是少，心跳是更為客觀的測量數值。然而，假如你觀察到本章中所討論到的任何一項改變，請記錄下來。你對內在狀態的覺察程度越高越好。

　　隨著你繼續練習（尤其是在接下來的一、兩週內），使用本章的心跳檢查時刻範例，能幫助你更了解自己。我強烈建議你留下記錄，而不是單純靠記憶。畢竟，有些時候我們如果不將事情寫下，就很容易忽略其中的模式。我們的目標，是透過觀察指定時段下，客觀測量值與主觀體驗的關係，進一步了解你的友愛於一天之中的運作狀態。相信這個過程，並看著你與潛意識自我的連結逐漸壯大。

引導指南

- 每天至少進行一次內感受練習！
- 根據本章討論的內容，練習將心跳作為解讀器。

第 **6** 章

如何透過呼吸，
向身心「說話」？

呼吸語言就跟所有語言一樣，有可以傳達意義的單字或句型。但不僅如此，呼吸語言還涵蓋了更多面向，像是情境的適當性、語調變化和語氣。我們將從某些單字與句型開始，但請理解，倘若你感覺潛意識自我聽不懂這些訊息，這或許是因為你還需要學習該語言中的其他元素（下一章我們會繼續討論）。

　　比方說，中文說：「冷靜下來。」用呼吸語言來表達就是：「延長吐氣技巧。」我們就從這個可能最常用到的句子開始練習。漸漸的，你就可以清晰地傳遞出這句話。在進入第一課之前，請注意此刻你的感受。觀察你的心跳，並根據上一章學到的，找出心跳與感受的關係。這能幫助你明白「冷靜」這句話放在此刻的恰當性。你本來就很冷靜了？或者，你需要能量來採取行動？只有在你過於激動的時候，才適合使用「讓我們冷靜下來」這句話。

　　因此，要是你還沒冷靜下來，那麼此刻就是學習說出這句話的好時機。假如你很冷靜，請停止閱讀並做十個波比跳。是的，你沒看錯。當然，你也可以動一動或做開合跳。這是讓潛意識自我動起來、並告訴你「該平靜下來」的好機會。

用呼吸語言說，「讓我們冷靜下來」

　　請採取適當的姿勢端坐著，試著隔絕一切干擾。在下一節裡，我們將探討到姿勢與肢體線索等事物，會如何影響到訊息中的語氣與語調變化。但現在，請試著維持端正的坐姿，杜絕打擾。該來發送一則簡單的訊息了。

1. 把注意力引導到呼吸上，不用改變呼吸，只需要把意識集中到呼吸上。
2. 現在，用鼻子深呼吸，將呼吸傳送到你的下腹，從肺的底部開始慢慢擴張，並確保空氣只占據肺部的70%。
3. 用鼻子或嘴巴盡可能慢慢地吐掉氣息。盡量保持氣息均勻且一致。不要用力，然後盡可能地拉長吐氣，讓肺部排空。
4. 重複這樣的步驟至少2分鐘。

　　在訊息發送完成以後，你可以視自己的感受，選擇恢復到正常的呼吸，或繼續發送訊息。現在，該來檢查你的心跳並掃描生理與情緒感受了。

　　假如你發現心跳放慢了，或整體而言你感覺更放鬆了，

你就可以確信潛意識自我接收到你的訊息，並依照你傳送的方式進行解讀。那就太棒了！然而，對許多練習者來說，練習的效果很有限。原因有幾點。

效果之所以有限的其中一個原因，就在於經驗不足。正如同學習新語言的人一樣，你不可能在頭一次嘗試下，就做到字正腔圓。很有可能你的潛意識自我聽到你了，但如同學習新語言時那樣，你也許把重音放錯地方，或搞錯語調。這導致你的訊息很費解。請對自己更有耐心。透過練習，你就會看到進步。

同樣的，透過呼吸技巧向潛意識自我傳遞訊息的效果之所以有限，是因為你必須與外界的訊息競爭。請記得潛意識自我正在處理來自四面八方的無數訊號。雖然我們可以向潛意識自我發送訊息，但必須明白這只是潛意識自我接收到的無數訊息中的一則。慢慢的，我們會學到如何和自己建立起更強韌的關係，並讓我們的訊息獲得更高程度的重視。但在一開始，這或許只是訊息海洋中的一瓢水，尤其當我們身處在一個充斥著人、聲、動作與各種「響亮」訊息的地方時。

我們的訊息沒能被清楚接收到的第三個原因，則是因為你說話的語氣及語調變化太差。畢竟，如果呼吸是一門語言，不同吸氣、吐氣的動作都會影響訊息的傳遞。呼吸的方式有太多種了！當你給出「用鼻子深呼吸，將呼吸傳送到下

腹，確保空氣只占據肺部的 70%」這樣的指示時，並沒有考慮到恐怕有無限種方式可執行這一連串的動作。而下一章會仔細檢視在你透過呼吸與內在溝通時，不同的動作會使訊息產生什麼樣的語氣及語調變化。但首先，讓我們再多了解「呼吸語言的羅塞塔石碑」。

想像你在逃離一頭熊，大口呼吸著……

當你在審視自律神經系統所能控制的一切行為時，你會發現這些行為幾乎都是我們無法透過意識去控制的部分。相反的，呼吸是意識與潛意識自我可以輪流控制的行為。當我們將意識覺知從呼吸上抽走後，潛意識就會說，「沒問題！現在換我接手。」一旦我們將意識覺知轉移到呼吸上，潛意識就會開始留意到我們的呼吸，並聽著控制下的呼吸所傳遞出來的訊息。

正因為呼吸既是一種潛意識進行的活動，但我們也能有意識地控制它，所以成為了意識與潛意識溝通的橋梁。你看，潛意識的你和有意識的你，使用著同樣一塊羅塞塔石碑：自律神經系統。正如同你可以透過心跳，來解讀潛意識自我對現狀、或即將發生的事情的想法，潛意識自我也會聆

聽你的呼吸，以推斷你想說的話。

來簡單試試看：想像你的呼吸方式，就像在逃離一頭熊。你能想像這樣的情況嗎？重重、快速且大口地呼吸，試著讓胸腔最大幅度地擴張，或許可以用嘴巴來呼吸？請坐在原地，維持這樣的呼吸 1 分鐘（假如你受得了的話）。在結束後，再進行稍早所學習到的內感受練習。你的心跳加快了嗎？你感受到力量湧現嗎？或許你感覺體溫出現了變化？

當你的呼吸方式就像在逃離一頭熊，你只是改變一個呼吸的動作。但光是調整到緊張的呼吸狀態，就讓收到訊息的潛意識自我，決定交由交感神經接手控制（進入壓力狀態）。你對潛意識自我說話，它也給予回應。恭喜你！你學會使用自律神經系統這塊羅塞塔石碑了。

呼吸可以調整身心，是真的

在學會用呼吸傳達更清楚且細膩的訊息前，了解呼吸法的一項原則很有幫助。簡單來說，如果很冷靜且放鬆地呼吸，潛意識自我就會接收到訊息，知道一切都很安全，可以更加放鬆了。但要是緊張又害怕地呼吸，就等於是在說：要趕快為了潛在危險備戰了！

這也引起了一個疑問：什麼是放鬆的呼吸？什麼叫做平穩的呼吸？最簡單的解釋方法，就是當你的呼吸越快且越不穩定，你向潛意識自我發送出來的壓力訊號也越強烈。較慢且平緩的呼吸，則讓人較為放鬆。稍早我們在進行「逃離一頭熊」的實驗時，你或許是用嘴巴跟胸腔來呼吸。相反的，當你閱讀一本書或在吊床上放鬆時，你的胸膛起伏也許不會那麼大，透過鼻子呼吸的機率也越高。這些全都是訊息中所包含的線索。

　　然而，我們還是常不小心讓潛意識自我學習到壞習慣，像是呼吸失能（dysfunctional breathing），導致友愛內陷入惡性循環的反應：我們以緊繃的方式呼吸著，向潛意識自我發送出壓力的訊號，導致自律神經系統的交感神經活化，誘發更緊張的呼吸，並再次向潛意識自我發送出充滿壓力的訊號。這會導致慢性的壓力與焦慮。許多人忍受著這一切，卻渾然不覺。但一旦能有意識地去控制呼吸，我們就能改變訊息。

　　好消息是，我們不需要一直有意識地去控制。倘若你的目標是掌控一切，那麼你永遠都不可能休息。我們可以和潛意識自我建立起信賴關係，重新學習在意識與潛意識層面下，如何讓每一次呼吸都很平靜且自信。下一章將探討到語氣與語調變化，這也是經常被忽視的溝通層面（尤其在呼吸

法的世界裡）。然而，能表達意義的並不是只有詞彙和句子，說的方式也同樣重要。

從呼吸調整身心實驗室 4

　　我們就要學到和內在的友愛，進行對話。這是學習過程中，相當令人興奮的時刻。然而，不要忘記透過內感受練習，以及將心跳和主觀感受進行比較，來強化內在知覺。練習這些基本技巧，能讓你對潛意識自我有著更透徹的認識，並展開積極對話（這在下一章會更深入討論）。

引導指南

- 每天至少進行一次內感受練習！
- 根據本章討論的內容，練習將心跳作為解讀器。
- 練習運用我們在本章內所學習到的技巧，讓潛意識自我知道你的友愛非常安全，且可以平靜下來。

第 **7** 章

究竟，
怎麼樣才算是「好」呼吸？

芮吉娜擔任 911 接線員已經超過十五年。每一天，她都會負責接起電話，而電話另一端的人剛經歷了此生中最糟糕的一天：用藥過度、自殺、強暴、遭闖空門、心臟病……從她坐下來上班一直到準備回家為止，她的職責就是安排適當的緊急服務，好讓受害者冷靜、安全並保住性命。

　　我跟芮吉娜是在一場我專為公共安全人員，所舉辦的年度靜修活動上認識的。如同每一位剛抵達靜修中心的學員那樣，芮吉娜常覺得自己沒辦法放鬆，隨時都很緊繃，也無法打從心底感到快樂。我們知道這是長期過度警覺的狀態，此種現象在公共安全領域執勤者身上，非常普遍。

　　在靜修與工作坊的活動裡，我負責指導最基本的呼吸，也是我們即將在本章所學到的內容。事實上，每一次呼吸的方式、使用的肌肉，以及肌肉使用的順序，都會深度影響神經系統，更有機會促進好的內在關係。然而，一旦呼吸失能，就會讓友愛失衡而不自知，更導致外在壓力加劇。

　　那一天，我帶領芮吉娜等小組成員，練習健全呼吸，之後我請大家躺下來，自行練練看。而我和輔導員也會在室內巡視，為學員進行評估、提出改善建議。在我走到芮吉娜身邊時，她睜大眼睛、錯愕地看著我。

　　「我想我根本移動不了橫隔膜。」她對我說。

　　如同多數的學員，她的呼吸失能情況已經嚴重到，她很

難有意識地去運用主要的呼吸肌肉。

「我也覺得自己做不到。」躺在芮吉娜身邊的學員說道。

他們說得沒錯：每一次呼吸，他們的胸腔會升起，脖子肌肉緊繃，肩膀隆起，但肚子和肋骨卻幾乎沒有動。直到這一刻，他們才終於發現：自己每一次呼吸，都在為生活徒增壓力——那個折磨他們多年的壓力。儘管這在高壓行業中相當普遍，但我在公共安全執勤者身上所看到的情況，尤其嚴重。從那份讓他們必須隨時維持高度警戒的工作，到每天必須穿戴的沉重緊身裝備，確實讓我在指導他們時，經常目睹呼吸不順的情況。芮吉娜一整天都要坐在椅子上，感同身受地回應著電話中的絕望，卻沒辦法實際幫助與她對話的人。

但我能很高興地說，幾分鐘後，透過你在本章即將學到的內容，我們順利地幫助芮吉娜等急救人員改善了呼吸。在那趟靜修之旅及不斷地練習之後，芮吉娜和其他人學會善用每一次的呼吸，去傳遞平靜。

在呼吸語言的哲學中，你的每一次呼吸，都會影響你傳遞給潛意識自我的訊息。就如同你在說話時，語氣和語調變化也會影響語意般。

「你說什麼並不重要，重要的是你的語氣」

　　就溝通而言，語氣和語調變化實在過於基本，基本到我們鮮少會正式去學，儘管它們透露的訊息最多。這不是很奇怪嗎？一方面，人們非常重視拼寫和打字，另一方面，卻讓孩子自己去摸索口頭溝通的眉角。當然，所有人都知道，在溝通時，語氣和語調變化往往比用字遣詞，更能影響語意。

　　請思考「我愛你」這句話。這句話很強大。如果用愉快的語氣和不誇張的語調來講述，聽起來就像是真摯的告白。然而，假如你捶著胸口，大喊這句話，很可能就會造成完全不同的解讀。儘管我們在現實生活中，很少會犯下這麼大的語氣及語調毛病，但關係中最常見的爭執之一，就是對語調的誤解。這也是為什麼任何愛情長跑多年的人，想必都聽過或會說，「你說什麼並不重要，重要的是你的語氣。」

　　談到呼吸語言，最重要的往往不是呼吸的技巧，而是你呼吸的品質和過程。那麼，在使用呼吸語言時，我們該如何確保語氣和語調變化的正確性？要摸透這一點，我們就必須學會健全呼吸。

呼吸時，身體發生什麼事？

呼吸的主要目的，是透過外在環境與血液間進行的氣體交換，來獲取氧氣並釋放多餘的二氧化碳。肺部吸收的氧氣會直接進入心臟，接著再被打進我們全身上下超過 9,600 公里的血液循環系統內，為每一個細胞提供製造細胞能量的主要原料。

每一個細胞內的粒線體會吸收氧氣，再加上葡萄糖，就能製造出細胞能量，也就是所謂的腺苷三磷酸（adenosine triphosphate，ATP）。這個過程稱為細胞呼吸，且此刻在你毫無意識的情況下，就在發生。這件事會在我們無意識間完成，因此意識自我就能專注於其他事情，像是狩獵、採集與努力在環境中取得成功。

你或許會很驚訝你的兩個肺部，並不是只會進行一模一樣的動作。右邊的肺部比左邊肺部略大：右邊的肺有三片肺葉，左邊只有兩片。這是為了騰出空間給心臟。請單純地深吸一口氣，看看你能否感受到胸腔內的肺部擴張。你能感受到肺部下方嗎？在你探索著肺部向下擴張的感受時，你或許會注意到左邊與右邊出現些微的差異。在你的左邊，還有胃；在你的右邊，則有肝。假如你才剛飽餐一頓，那麼你此刻的感受很有可能會與你空腹時的感受不同。

用肺呼吸會牽涉到氣體定律。氣體永遠都會朝壓力最低的區域移動。肺部擴張時，肺內壓會降低，讓空氣得以進入。空氣會通過鼻竇、咽部、氣管、左、右主支氣管、次級支氣管、三級支氣管、細支氣管，最終才會抵達肺部內上億個排列著的肺泡。倘若空氣沒有進入到肺泡，氣體交換就無法發生。而這樣的過程必須透過特定的肌肉，根據其原本的設計目的使用，才能在任意情況下進行適當的氣體交換。

然而，無論有多少空氣進入到肺泡，這一切也必須建立在血液能攜帶氣體的前提上，才有意義。假如你將肺泡想像成公車站，那麼每一次呼吸就像是聚集了一群潛在的公車司機，而紅血球細胞則是公車。就一個有效率的公車運輸系統來看，我們會希望讓公車在人最多的車站盡可能地停靠。而公車停靠次數較少的站，則可以在尖峰時刻，作為加強疏運的停靠站。在絕大多數時候，人們會希望巴士系統的效率最大化。同樣的概念也適用在呼吸上。

根據肺通氣（能進入某區域內的空氣量）和血流灌注（每一個區域內的血液流量），我們的肺可以分成三個部分。通氣主要受呼吸動作進行時，所使用到的肌肉與身體結構影響，而灌注則主要受重力影響。

肺的上半部絕大部分位於心臟上方，此處的肺泡較大，交換氧氣與二氧化碳的效率較低。此區域的肺血流很少，這

也意味著氣體交換的效率最差。若使用公車系統來比喻這部分的肺，可以說這個區域的乘客，大部分都找不到能搭的公車。

肺部中段的肺泡則比上段小，在氣體交換上也因此更有效率。此區域內的血量也比較多，這同樣意味著當氣體被吸進肺的這個部位時，就會有更多的氣體交換。換句話說，乘客有更多的公車可以搭。

最下面的肺葉則群聚著最小、最密，同時也是效率最高的肺泡。此外由於重力的關係，肺下葉也有著最多的血量。這意味著當空氣進入到這個區域時，進行氣體交換的機會最多。再一次用公車站來比喻，意味著這裡的公車非常多，所以每一位乘客幾乎都能上車。

呼吸需要肺創造出真空，並根據我們使用的肌肉，將空氣引導到這三個區域，而潛意識自我對於這些肌肉被使用的順序，也抱持著一定的期望。就像我們在跟別人聊天時，對於別人的語調通常有著一定的預期般。當語調跟說話的內容相匹配時，句子的意義就會被強化。倘若語調跟說話的內容並不相符，我們可能就會想著是不是哪裡出了問題。呼吸也同樣如此。我們運用肺部三區域的方式，不僅能讓潛意識自我感知到友愛當前的狀態，還會影響我們在呼吸法練習中，與潛意識溝通的效果（比方說，讓訊息更清楚或更模糊）。

除了罕見的例外，幾乎所有人都生來就能掌握理想的呼吸機制，而這也是潛意識自我與生俱來的智慧產物。假如你觀察過嬰兒呼吸，你會發現他們將氣體吸進肚子，而且他們呼吸的速度不會比自己需要的更快，更很少會讓人感覺他們很緊張。等到嬰兒開始擁有移動能力，他們放鬆肚子、穿著尿布走動，看起來就像是小相撲。話說回來，許多小時候能輕易做到的動作，長大後反而很難做到。舉例來說，2 歲以下的孩子能輕鬆深蹲，他們的活動力還沒有因為久坐在椅子上而被改變。同樣的道理也適用在我們的呼吸上。事實上，2022 年一份針對一千九百三十三名 10 歲至 25 歲運動員的研究，發現有 90% 的測試者出現呼吸失能的情況。[1] 這份研究格外具可信度，因受試者相對年輕，且運動員通常是人口中最健康的族群。這在極大程度上提醒了我們，呼吸失能非常普遍，所以需要警惕，以提升並維護我們的呼吸。

像嬰兒一樣呼吸

　　嬰兒都是呼吸大師。他們不練習呼吸技巧，因為根本不需要。他們與內在也維持著良好的關係。而如同人際關係中的情況，當關係融洽時，光是同處一室就足矣。

你曾經見過那些關係超級好、可以安安靜靜地坐在一起的朋友嗎？或許你自己就身處在這樣一段關係中：伴侶肩並著肩、安靜地走在一起，兩人都非常自在，彼此關係極為融洽。許多事都能心照不宣，因為有太多事情都分享過了。

在進入一段關係之前，我們同樣也會觀察對方的狀態。要是對方給人的感覺「不太對」或性情易怒，我們通常不太會想和對方深交。而同樣的標準，也可以套用到「運用呼吸與自我建立正向關係」上。我們希望給人冷靜且可靠的感覺，而我們可以利用如嬰兒般的呼吸方式，去做到這一點。

讓我們重新學習自己還是嬰兒時，是如何呼吸的，並借此在友愛中，建立起牢靠的形象。在學習該如何呼吸前，請先做好心理準備。這聽上去或許有些奇怪。但在你這一生中，很有可能一直都是用不恰當的方式呼吸。糾正呼吸機制需要一點時間與耐心，而且這件事永遠需要練習。我們吸進來的每一口氣，無論是有意識或無意識的，都會傳遞出一份消息。因此如何呼吸，就變得格外重要。

用「呼吸流」，讓呼吸效能達到最好

你所使用的肌肉，以及肌肉使用的順序非常重要。如同

嘴部特定肌肉的動作能創造出不同的語調、音節和單字，同理也適用於要說呼吸語言時，會用上的呼吸肌群。

你也許聽說過，我們應該用橫隔膜去呼吸。或許有人告訴你，應該要用肚子呼吸。儘管這些做法並沒有錯，但聽上去恐怕有些曖昧不明。在這個部分，我們將學到，如何運用呼吸肌肉，發出對的語調和狀態，以和內在友愛建立起正向關係。

想像你能觀察自己躺下來、做健全呼吸，那就是「**呼吸流**」（Breath Wave）看上去的樣子。它能讓我們達到最完整、有效的呼吸，使每一次呼吸都能實現最有效率的氣體交換。它以不同的軀幹部位作為指標，來指引氣體應該要「放在」哪裡。在本章中，我們會學到一些名詞。這些名詞在我們學會更多「用呼吸來傳遞訊息的技巧」後，還會繼續用到。

首先，測驗一下你的呼吸狀態

在學會健全的呼吸流以前，先進行一項測驗，來確認你此刻的呼吸流狀態。畢竟，覺察是所有正向改變的基礎。所以很重要的是，要先了解自己的呼吸模式，才好著手解決。

此刻你呈現給友愛的，是怎麼樣的語調和狀態？讓我們來確認一下！

為了獲得最佳的測量結果，請使用手機的相機或電腦的攝影鏡頭。在這個測試中，鏡子不是很好的道具，因為它會給你立即的回饋，很有可能影響到你的呼吸，導致測驗結果不正確。因此，測驗過程中，請用你覺得最正常的方式呼吸即可。

測驗一

1. 盡可能將你的肺部清空，然後慢慢地深吸一口氣，讓肺部充滿空氣。
2. 重複四次。
3. 對著相機「豎起大拇指」。你已經完成了第一份測驗。

測驗二

1. 以快速的節奏，做完整的呼吸（吸氣 3 秒，吐氣 3 秒），持續 20 秒。
2. 對著相機「豎起大拇指」。

測驗三

1. 盡可能快速且完整地呼吸長達 20 秒。
2. 對著相機「豎起大拇指」。

測驗一評估的項目：你的專注呼吸流。

測驗二評估的項目：你的快速且專注呼吸流。

測驗三評估的項目：你的主動呼吸流。

這三項之所以都必須測試，是因為即便是呼吸功能最健全的人，也可能在某些情況下，呼吸變得沒有節奏與規律，而這是讓我們了解練習狀況的一種方法。

在你完整記錄下自己當前的呼吸模式後，請存檔，以與後文會學到的呼吸模式進行比較。在學會健全呼吸的技巧後，請回到這部分再錄下你的呼吸測驗，好觀察自己的進步。

將你在影片中所觀察到的內容，拿去與下一部分的內容進行比較，必要時定期修正。請記得：這是一項練習，而不是表演。倘若這是表演，那麼或許就有必要品頭論足一番。但這並不是。這是你未來一生中都必須從事的行為，因此請記得每一次呼吸，都能讓你朝著更健全的呼吸邁進。倘若這一次的表現不夠好，那麼下一次就是你改善的最佳機會。

打破你的呼吸習慣！掌握呼吸的重點與順序

下頁圖顯示了呼吸流的三大區域。而以下的呼吸順序，吸氣時是從肺部氣體交換效率高的位置到效率較低的區域，因此每一次的呼吸效能都能最大化。而一次健全的呼吸，操作步驟如下：

吸氣：腹部 → 肋骨 → 胸腔。

吐氣：胸腔 → 肋骨 → 腹部。

這並不意味著每一次呼吸，都必須牽涉到呼吸流的三大區域。只是當你確實用到這三個部分時，潛意識自我會預期你是依照這樣的順序去使用。一個步驟應該緊隨在另一個步驟之後。除非你想刻意在訊息中增添不一樣的語調，否則應該總是依照這個順序。只要掌握呼吸流的這三大區域，在運用呼吸技巧傳遞訊息時，就能有更豐富的語氣和語調變化。

然而，如同稍早所討論到的，在一份正向的關係中，光是「態度」就很重要。在學會健全地呼吸後，我們就能呈現出平靜且專注的狀態。潛意識自我會注意到這點，並做出回應。這能幫助我們與友愛建立起融洽的關係，從而成為一支強大的團隊。

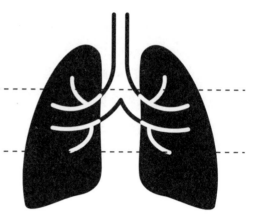

胸腔
效率最低的氣體交換

肋骨
有效率的氣體交換

腹部
效率最高的氣體交換

不同的呼吸位置，會傳達出不一樣的呼吸語氣與語調變化，決定呈現出來的狀態是冷靜可靠，還是心慌意亂。

　　在呼吸流的三大區域內（腹部、肋骨和胸腔），我們能沿著呼吸流的路徑，發現近乎無數個氣流可以到達的位置。換句話說，我們不只是單純把空氣送進肚子裡。而是吸一點氣到肚子，再吸一點，再吸一點，直到把空氣完全吸進肚子裡。你可以用整個腹部來深呼吸，也可以只使用腹部的中間或上半部分。透過這樣的調整，我們就能如同控制說話時的字句般，調節自己的呼吸。

第一站：腹部──使用橫隔膜

橫隔膜是主要的呼吸肌肉之一，也應該是每一次呼吸時，第一個用到的肌肉，以及吐氣時最後一個放鬆的肌肉。這會讓你的肺葉下半部擴張，讓空氣進入肺部氣體交換率最高的部位（如同稍早所解釋的）。當橫隔膜收縮時，會將下肺葉往下拉，導致此區域的壓力下降。而多數時候，此區域也是呼吸流內唯一必須被啟動的地方，因為光是下肺葉的氣體交換能力，就已經足夠我們使用。而緩慢且沉穩的呼吸，會讓潛意識自我聯想到平靜與放鬆。不妨想想：在你很平靜且放鬆的時候，你會需要大口吸氣，讓空氣一路直闖胸腔區域嗎？當然不用。只有在逃離一頭熊或衝刺跑上山坡時，才需要那樣的呼吸模式。在很放鬆的時候，我們的呼吸既緩慢且沉穩，集中在腹部，就像肚子圓呼呼的快樂寶寶。

一般來說，在呼吸流中，我們會說開始進氣的部位是「腹部」。換言之，每一次的呼吸，都應該從腹部開始。現在，先來認識每一次呼吸應該使用的位置，好進一步具體闡述。請依據下面的指示操作。

找到每一次呼吸的起點

1. 找到你的肚臍，以食指與中指為基準，找到距離肚

臍下方兩根指頭寬的位置。

2. 想像有一顆彈珠就放在軀幹中央的這個位置上。

3. 下一次吸氣時，請想像自己將氣息灌注到彈珠裡面，就像吹氣球一樣，將彈珠吹到如同壘球般那麼大。從開始到結束的過程中，你感受到全面性的擴張。

4. 吐氣的時候，請想像那顆壘球慢慢恢復到彈珠的大小。

請重複這些步驟，同時做以下的身體覺察練習。

骨盆底肌——你的下盤

請重複上述練習中的第三與第四步驟，並將全部的意識覺知，集中到你的骨盆底肌上。這是我們雙腿間，肛門與生殖器安放之處。吸氣時，你應該感受到骨盆底肌出現擴張或壓力，且此種壓力會在每一次吐氣時消失。假如你一開始感受不到，也無須沮喪。大部分的人都很難放鬆自己的骨盆底肌。多數時候是因為長期的壓力與焦慮，讓人們經年累月不自覺地緊繃著。許多時候，我們並沒有意識到這個區域的肌肉過度緊繃。潛意識自我會讓肌肉收緊，以保護最敏感的區域。此外，有太多人長期處在壓力之下，因此必須花一點時

間與意識，才能放鬆此區域。

骨盆底肌放鬆技巧

有一個技巧，幫助了我的許多客戶放鬆他們的骨盆底肌，就是將你的髂嵴（iliac crest，骨盆銜接腰圍之處）及坐骨，想像成上寬下窄的梯形。腦中有了這個梯形以後，再進行彈珠—壘球呼吸練習，想像梯形隨著每一次的吸氣變大。這個行為基本上能幫助人們放鬆他們的「底盤」，但倘若你需要更多的練習才能感受到改善，也不要灰心。覺察，就是所有正向改變的基礎。現在你已經意識到此處的緊張，只要透過規律的練習，就能做出積極的改變。

腹部兩側

繼續做彈珠—壘球練習，但是現在，請將你的手放在腹部兩側。每次呼吸，你都應該感覺到這個部位的擴張，並在吐氣後恢復。此種擴張應該與骨盆底肌的擴張一致，就好像真的有一顆彈珠吸收了來自你腹腔內部的物質，然後膨脹到如同壘球大小般。對許多人來說，光是將意識覺知集中到此處，就能感受到一定程度的擴張。但許多人在擴張此區域

時，會遇到一些問題。

其中一種幫助你提升擴張幅度的技巧，就是將手放在腹部兩側，使其成為一股阻力。只需要讓身體有這種感受，就能帶來明顯的改變，從而引導你確實把氣吸到腹部。

下背

在想像肚子有顆彈珠，而你要吸氣讓彈珠擴張成壘球時，你應該也會在下背處，感受到些許擴張。將拇指柔軟的那一側放在肋骨下緣，並用掌心去感受下背。你能感覺到擴張嗎？儘管這部分的反應並不像肚子那樣明顯，但你應該還是能在吸氣時，感受到些許膨脹。

其中一種提升此處擴張幅度的技巧，就是將你的意識覺知集中到此處，讓你在每一次呼吸時，就好像是在引導著氣體進入到下背一般。深吸一口氣，想像氣流同時向前腹和後背擴張，就像你的腹部延伸到了後背一樣。許多學員發現這個練習，能同時幫助他們均勻地用到骨盆底肌與兩側的力量。

肋骨下方

繼續進行這個練習。是否感覺到在我們之前所指出來的那個位置處，就好像有一個球體正全方位地向外施加壓力？

倘若有，你應該會感覺到某些向上擴張的壓力，就好像肋骨下方的內側，有一股形狀如同向下扣著的碗（圓頂狀）的力量在擴張般。你的肋骨下方應出現些微的擴張。

至於感受不到擴張的人，通常是長期在無意間，讓腹部處在緊繃的狀態。然而，只要固定練習，這種緊繃感就會消失。在你發展出更強的內在覺察後，讓呼吸進入此一區域將變得再自然不過。

腹部

許多人都過分注意腹部，這也是為什麼我將腹部放到最後。當你在吸氣並將彈珠變成壘球時，你應該感覺到腹部的擴張。此處為擴張最明顯之處。然而，此部位的擴張，並不需要拉伸到極限。許多練習呼吸法的人，會驕傲地稱自己為「腹式呼吸者」，但有時他們卻過度拉伸腹部。這或許是因為他們以為腹部的起伏越大，呼吸的效果就越好。當然，還有些人這麼做只是為了炫耀而已。沒錯，你看得沒錯。任何事物只要涉及到人，你就會發現再奇怪的事情都能拿來吹噓。

在每一次呼吸中使用腹部的最佳方式，就是盡量將注意力放在上述討論到的其他區域的擴張。這麼做能幫助你避免過度擴張此區域。儘管如此，有一個非常有效的方法，能確

保你將空氣送進呼吸流的第一個擴張的部位，那就是將一隻手放在肚子上，另一隻手放在胸口。每一次呼吸時，請專注於將彈珠變成壘球的球型擴張動作，並同時觀察雙手。唯一會移動的，應該只有肚子上的那隻手。在練習時，胸口應該維持不動，因為我們只在運用呼吸流的下半部分。

如何用腹部吐氣？

橫隔膜是非常不可思議的肌肉。它會連結到左右大腦，讓我們即便在單側大腦受到傷害後，仍能維持正常的呼吸功能。但是，它只能朝一個方向移動。所以只有在吸氣的時候，才會使用橫隔膜。至於吐氣，我們需要使用腹部肌肉。來吧，用力地吐氣，去感受到底是哪一塊肌肉在用力。多數時候，我們不需要用力地吐氣。然而，當我們這麼做時，我們靠的是腹部的肌肉。

關於腹部的最後一點：腹部永遠是呼吸流裡第一個擴張、且最後一個收縮的部位。

第二站：肋骨——運用肋間肌

當下肺葉的運作無法滿足呼吸作用的需求時，呼吸流的第二部分就準備登場了。由於這只會發生在身體有實際需求

的時候，因此當潛意識自我注意到這部分的呼吸流開始活躍時，它就會認為此刻的你動起來了。不過並沒有達到逃離一頭熊或朝山頂衝刺那樣的程度。但也不像是在山洞裡遊蕩，或閱讀一本書那樣。當我們因為呼吸而動用到肋骨時，我們的狀態是介於放鬆與緊張之間。你或許可以簡單地稱此為「活動中」。

　　肋間肌有三層，屬於吸氣與吐氣會運用到的主要肌肉。任何時候，只要移動到肋骨，就必須使用到肋間肌。此一主要呼吸流區域，應該要在首要區域——腹部被充分使用後，才去使用。肋骨擴張能進而帶動肺部中間區域的擴張，引導氣體進入此區域。如同我們提起的，肺部中葉也能很好地進行氣體交換。儘管其效率不如下肺葉，但仍比上肺葉有效率。當肋間肌擴張時，肺的中段也會擴張，讓此部分的壓力下降，從而引導空氣進入。

　　確保肋骨擴張的其中一種方式，就是用手來確認它們的位置改變。這也能替肋骨擴張增加些許阻力。而後文所介紹的「快樂的綠巨人」練習，就能讓你在運動或從事其他活動前，確保肋骨有擴張。

　　肋間肌也是大力吐氣時，會使用到的主要肌肉。儘管多數時候我們只需要放鬆這些肌肉，就能完成吐氣，但要想透過此一呼吸流部位去執行吐氣動作，就必須仰賴肋間肌。先

吸氣，用全部的意識覺知，去感受腹部的完整擴張，接著是肋骨擴張；然後用力吐氣，先收縮肋間肌，再收縮腹部。

第三站：胸腔

儘管上肺葉的氣體交換效率不高，但當我們對氣體交換的需求，超過了下肺葉與中肺葉能力所能滿足的程度時，使用上肺葉的時機點就來了。倘若你想知道，潛意識自我會如何判斷運用此呼吸流區域來呼吸的你，答案是：想像一下，它覺得是什麼樣的情況，你會「急需大量的氧氣」？沒錯，你或許猜到了，當你運用到肺的這個區域，潛意識自我會認為你大概是被一頭熊追，或是正朝著山坡上狂奔。此一部位的肺對應到的就是高強度活動，因此當我們使用此部位去呼吸時，每一次的呼吸都會傳送出這樣的訊號。令人遺憾的是，許多因呼吸失能而飽受折磨的人，經常會用到此呼吸流區域（這與用嘴巴呼吸有關，稍後我們會更詳細地說明）。

當我們用胸腔來吸入空氣時，會使用到輔助呼吸肌（accessory breathing muscles）。這些肌肉的最主要功能並不是用來呼吸，但可以在呼吸窘迫的時刻被徵召上場。這些肌肉包括了斜角肌、胸鎖乳突肌、胸大肌和斜方肌。這些肌肉能幫助我們擴張肺的上半區域，向外並向上拉。

人們經常過度使用此區域的呼吸流，但即便如此，我仍然目睹許多人因為姿勢不良，導致此呼吸流區域失能。在辦公桌前久坐或經常使用手機的人，非常容易出現上交叉症候群（upper-crossed syndrome），一種因為頸屈肌、菱形肌、前鋸肌長期軟弱無力，再加上胸肌、上斜方肌、提肩胛肌緊繃所導致的病症。這會讓頸部向前延伸，肩膀下垂且前傾。當出現上交叉症候群的人企圖使用呼吸流的上段部分時，他們可能會在遭遇背痛、緊繃和頭痛之餘，卻又無法徹底擴張肺的上半部。事實上，研究結果顯示了上交叉症候群患者的肺活量，減少了將近 20%。[2] 倘若你有上交叉症候群的症狀，請諮詢個人教練或物理治療師。不過對多數人來說，一天之中只要多次向上看、挺胸、將肩膀向後拉伸，通常就能抵銷屈身向前使用電腦或手機所造成的負擔。

你的呼吸，釋放出壓力還是放鬆的訊號？

如同前文所提，潛意識自我總是關注著我們，這也包括了我們的呼吸方式。每一次的呼吸，都是發生在潛意識自我的觀看下。而它會假設你呼吸的順序，就跟你還是嬰兒時一模一樣。

而健全呼吸之所以會遵循呼吸流的順序，很重要的一點，是因為這樣做會使呼吸更有效率。倘若我們的每一口氣，都能將氣體交換率最大化，那麼自然不需要急促地呼吸。如同稍早在檢驗呼吸語言的羅塞塔石碑時討論過的，一旦呼吸加快，潛意識自我就會認定我們釋放出壓力訊號。當呼吸緩慢時，就會向潛意識自我釋放出放鬆的訊息。只要讓呼吸進入下肺葉，就能減少加快呼吸的需求，因為我們的需求已經透過最少的空氣量，獲得滿足。許多人會在沒有用到腹部或肋骨的情況下，將空氣吸入胸腔，而這樣會導致他們每分鐘內的呼吸次數必須增加，才能獲得等量的氧氣，並釋放出等量的二氧化碳。在不知不覺中，他們用焦慮的語調呼吸著。

用耐心、幽默感和毅力，迎向健全呼吸

現在，我們已經知道健全呼吸該有的樣子了，請再次審視自己的影片，然後檢查自己此刻的呼吸流。你的吸氣是否依循了腹部→肋骨→胸腔的順序？吐氣時是否依照胸腔→肋骨→腹部的順序，依序放鬆？對此刻的你來說，誠實進行自我評估非常重要。假如你有點搞不清楚，那麼坦然接受自己的情況也很好。即便你無法評估影片中的自己如何呼吸，至少現在你已經知道，在接下來的每一次呼吸裡，應該注意些什麼。

但是，需要學習呼吸流的，並非只有潛意識自我一個人。呼吸是你與潛意識自我必須同心協力完成的動作。我們的意識自我和潛意識自我必須一起努力，才能確保在有意識及無意識兩種情況下，都能正確地控制呼吸。這項練習需要一點時間，一點耐心，一點幽默感和毅力。疏於練習健全呼吸法的人，不是只有意識自我，更包括了潛意識自我。我們必須以團隊的方式，重新學習這項技能。

姿勢對了最重要

　　良好的姿勢是健全呼吸的根基。畢竟，好的呼吸是以理想的身體結構排列（並因此做出各種姿勢）為基礎。但是我們必須明白，基於許多此處無法一一列舉的原因，很多人無法維持良好的姿勢。即便是姿勢正確者，也往往會因為社會環境的影響，出現姿勢性問題，像是上交叉症候群（長期低頭工作和滑手機所引起）和下交叉症候群（最常見的原因是長時間坐在椅子上）。在這些症狀下，一組肌肉群經常處於過度拉伸或疲弱的情況，而另一側的肌肉群則處於收縮或緊繃的狀態。這不是什麼令人尷尬的事。這就是現代人的處境。然而，這些症狀妨礙了呼吸流的舒展，導致我們很難以原始狀態去呼吸。好消息是，這些症狀有絕大多數，都是可以修正的。本書內容無法涵蓋所有可供人們改善這些症狀的方法，但有一個很簡單的改善策略，就是每天花一點時間來收縮一直處於放鬆狀態的肌肉，並拉伸一直處於緊繃狀態的肌肉。此外，找位推拿師、個人教練或物理治療師，也很值得一試。這些情況只會越來越好，或越來越嚴重。人體之內，不存在靜止不變的狀態。

3 大技巧，強化呼吸肌肉

強化呼吸流肌肉能讓我們的每一次吸吐，都更有效率。而下面的練習，不僅能提升你對呼吸肌肉的意識覺知，還能強化肌肉，讓它更輕鬆且精確地運作。

吸管呼吸法

這是唯一一種需要透過嘴巴來呼吸的技巧。實際上，它把噘嘴造成的阻力，當成鍛鍊的負重，從而提高我們對呼吸流肌肉的覺察，並靠著重複訓練來強化。另一方面，請遵循以下練習指示，不要過度訓練，以免為橫隔膜帶來不必要的痠痛。

吸管呼吸法練習

1. 將肺部 70% 至 90% 的氣體吐出。
2. 噘起嘴唇，就好像在用吸管喝東西般。
3. 利用噘起的嘴唇去呼吸，並運用完整的呼吸流。在呼吸的整個過程中，你應該會感覺到抵抗，而這股阻力會挑戰你的呼吸肌肉。

4. 藉由放鬆呼吸肌肉來吐氣，首先放鬆胸腔，接著是肋骨和
   腹部。
5. 重複三十次。

為了獲得最佳成果，你可以在一天之內進行兩組練習，每組三十次。但在第一或第二天裡，請進行一組練習，以評估呼吸肌肉的健康程度。倘若你在一組練習後，就感覺到痠痛，你可以減少次數，直到肌肉的力量足以讓你在一天之內完成一組練習。接著，將練習內容提高到兩組，運用你的覺察力來引導自己。

喉式呼吸法

此種呼吸需要收緊喉嚨後方的肌肉，有點像是我們在對鏡子呵氣的時候。此一緊繃的力量可以幫助我們提升對呼吸流路徑上所有微小位置的覺察，從而充分內化呼吸的每一個細微之處。這應該是一種溫和的張力，任何情況下都不該感覺到不適。而這個動作除了可強化呼吸肌肉外，其最主要的目的是訓練你去感知到每一次呼吸的微小細節，讓我們在緩慢地呼吸時，能密切感受到呼吸流的每一處細微變化。

喉式呼吸法練習

1. 進行一個運用到全部呼吸流的深呼吸。

2. 收緊喉嚨後方的肌肉，閉上嘴巴開始吐氣，讓收緊的喉嚨後方肌肉來放慢吐氣的速度。當你在將肺部最後的一成空氣吐盡時，會需要使用到腹部的肌肉，好將空氣全部排空。

3. 接著請使用鼻子呼吸，喉嚨後方同樣溫柔地收緊，慢慢去啟動呼吸流的肌肉群，並去感受當你緩慢放鬆這些肌肉時產生的微妙變化。

4. 依自己的感受，反覆進行這些步驟，維持喉嚨溫柔的緊繃感，替每一次的吸氣和吐氣增添阻力。

「快樂的綠巨人」

　　「快樂的綠巨人」是一種讓我們在肢體運動前，替呼吸流暖身的技巧。在米齊‧洛馬克斯（Mitch Lomax）所做的一份研究中，指出運動員只要在運動開始前，依照正確的呼吸模式替呼吸肌肉暖身，其表現與對照組相比，能獲得 15% 的提升。[3] 這項技巧能幫助潛意識自我記住我們希望啟用肌肉的順序，好讓我們將全部的注意力放在運動表現上。而這

個動作就是根據雙手叉腰、並站立著的快樂綠巨人（按：知名罐裝蔬菜製造商「綠巨人」的吉祥物）而來。

「快樂的綠巨人」練習

1. 請站直，將雙手放在胸腔兩側。這能讓你在觀察肋間肌肉活動的同時，產生一些阻力。
2. 透過鼻子呼吸，慢慢地填滿全部的呼吸流，有意識地確保自己將氣息推到腹部，接著再擴張肋骨，然後才是胸腔。
3. 主動吐氣，運用你的腹部肌肉，放鬆肋骨。
4. 重複十次呼吸。
5. 接著，加速呼吸到你的「鼻腔最大值」，亦即你能用鼻子吸氣與吐氣的最快速度。以這樣的速度呼吸 1 分鐘。
6. 現在，盡可能地加快呼吸速度，有需要的話可以使用嘴巴呼吸。重複此動作 30 秒。

完成後，你就可以自信地展開運動或練習計畫，因為你知道自己已經替呼吸肌肉暖身完畢，準備展現最佳表現。

從呼吸調整身心實驗室 5

在學習呼吸語言上，我們來到了一個新的里程，不僅認識許多重要概念，也掌握到關鍵練習。首先，我們學到探索內感受的技巧，即更有意識地去接受內在所傳達的訊息，而這是我們過去經常忽視、或沒能察覺之處。為了讓意識與潛意識自我溝通，我們學會將自律神經系統當作羅塞塔石碑，並把心跳當作解讀自律神經系統狀態的工具，從而了解潛意識自我對現狀的想法，或對未來的預知。同時，透過心跳，我們也能確認自己是否有把訊息清楚傳達給潛意識。另一方面，我們也學到如何運用呼吸技巧，嘗試說出「冷靜下來」這句話。在學完這項技巧後，我們又學到了如何運用呼吸流，為自己的句子增添語調和態度。

你或許已經試過本章提到的呼吸流技巧，為「冷靜下來」這則訊息，增添輕鬆的語氣。太棒了！在下一章，我們會綜合所學，並融合呼吸語言的哲學，奠定長久練習的基礎。但在繼續學習之前，請先花點時間練習本章的「從呼吸調整身心實驗室」。因為後續的一切事物，都必須建立在此刻所學之上。

引導指南

- 每天至少進行一次內感受練習，練習中請留心自己的呼吸流。

- 根據第五章的討論內容，練習將心跳作為解讀器。同時，觀察呼吸技巧的改善，如何向友愛傳達出沉靜的感受。

- 不時留意你的呼吸方式。在一天當中，光是去覺察自己的一吸一吐，就讓我們有機會重新調整呼吸方式，並與內在友愛溝通。記住，把呼吸往下帶入到腹部，每一口氣都要保持平靜，不能飄忽不定或梗在胸腔。

- 請盡最大的努力來改善自己的姿勢，或至少避免做出讓姿勢變得更糟的行為。只有當骨頭的位置擺正，呼吸肌肉才能根據其本來的設計，好好呼吸。若有需要，請尋求個人教練或物理治療師的幫助，好改善自己的姿勢。

第 **8** 章

聽見內在的聲音，
從覺察呼吸開始

讓我們結合所學，在友愛之內，培養出更強大的覺察。覺察是所有正向改變的基礎，這也是為什麼「覺察練習」是一切練習的起點。

　　覺察練習將我們對自律神經系統（羅塞塔石碑）的了解，以及對內在覺察的認識（內感受練習），還有對健全呼吸的理解，融合成一項練習，再透過每天的努力，使其成為新的基本功。現在的我們正試著盡可能去「聽」清楚潛意識自我，因為唯有這樣，當我們學會使用技巧去表達一句話後，我們才能聽見它的回應。

　　每一天都必須練習！這項練習能隨時隨地進行。儘管如此，在最初學習與操作時，請採取坐姿或躺姿，遠離所有干擾。

覺察練習

　　步驟 1：坐下或躺下。閉上眼睛，用全部的意識覺知來確保自己維持良好的姿勢。我們會說這是讓脊椎處在「中立」位置下。沒有一處被過度拉伸，也沒有一處是低垂的。開始緩慢且完整地呼吸。

　　步驟 2：吸氣，專注於施展完整的呼吸流，先是徹底擴張腹部，再來擴張肋骨，只有在肋骨完全擴張後，才擴張胸

腔。在呼吸的時候，請充分感受該動作的每一個部分，每一處的細微改變，每一條肌肉的收縮與隨之而來的擴張，還有兩者的微妙差異。倘若做得到，請運用你的覺察力，去追蹤氣體的移動，從鼻孔進入再來到肺部。觀察氣體的性質，像是涼意、乾燥度、濕度等等。請留心一切：感受體內出現的每一個細微流動。

步驟 3：緩慢地吐氣，放鬆胸腔，接著是肋骨，並在肋骨放鬆後，才放鬆腹部。吐氣的時候，請覺察此動作的每一個部分，每一處的細微改變，每一條肌肉依循著正確順序，依序放鬆的細緻動作，並讓氣體得以被排出。你不需要刻意用力好排出氣體。只需要專心地依序放鬆呼吸肌肉，剩下的事情，就交給肺部自然去恢復。倘若可以，請運用覺察力，去追蹤氣息從鼻孔釋放出去前的路徑。追尋氣體，跟著它離開肺部並從鼻腔向外，去覺察其特性。是溫暖的？較濕潤的？在吐氣的最後，你應該還留有一絲殘餘的空氣。我們稱此點為「自然肺」（neutral lung）。我們並沒有將肺淨空。再一次，觀察吐氣時的所有變化。無論有多麼細微，你感受到了哪些微妙的改變？

步驟 4：繼續緩慢而完整地呼吸，在吸氣吐氣的同時，將全部的意識覺知集中到呼吸流。在進行下一步之前，請確認自己已經將注意力集中到呼吸之上。花多少時間都沒有關

係，不要著急。

　　步驟 5：現在，請在吐氣的最後、進行下一次吸氣之前，增加一個停頓。在停頓期間，請專注於你的內在覺察，從頭到腳。在這個停頓裡，你能感受到自己的心跳嗎？在身體哪一處感受到的？快嗎？還是和緩的？在不要感到不舒服的程度下，保持停頓，利用呼吸與呼吸間的空檔，去覺察自己的內在狀態。

　　重複上述步驟至少 5 分鐘，但這個練習沒有時間限制，你想練多久都可以。

覺察練習統整

- 吸氣，專注於吸氣的每一個部分。
- 吐氣，專注於吐氣的每一個部分。
- 在自然肺的狀態下暫停，專注於內在知覺。
- 重複動作至少 5 分鐘。

　　覺察練習是一種非常有效的方法，可在開發內在覺知之餘，重新訓練意識與潛意識自我，讓其執行健全的呼吸。而練習越多，效果越好。你將會提升內在覺察的能力，同時改善呼吸技巧。此外，越常練習，就會發現自己更能養成健全

呼吸的習慣。即便你曾經覺得有點不自在，很快的，你就會覺得使用呼吸流是再自然且尋常不過的事。

對某些人來說，覺察練習可能有些無聊。倘若你也是如此，這或許意味著你應該要更頻繁地練習。正如你即將了解到的，開發內在覺察與內感受，就跟學習有意識地呼吸方法，一樣重要。感知若無法覺醒，那麼我們就像是在對著虛無說話，既無法明白自己是否有被聽見，更無從得知對方的反應，就算對方確實給出了回應。

有些客戶會問，假如思緒開始抽離，分心了怎麼辦？答案就是，一旦發現這樣的情況，請單純地將注意力拉回到練習上即可。最開始，你可能經常發現自己恍神，但只要多加練習，我們就能更快地注意到思緒飄走了。沒過多久，你甚至能在思緒飄走前，就提醒自己。你的感知變得無比清明，也讓你能在思緒遊走前就察覺到。這些全都屬於練習的一部分，而這也是我們培養出強大內在覺察（內感受）的方法。

隨著我們鍥而不捨地練習，就可以進入到進階覺察練習。話說回來，請在能有效減少分心和雜念的干擾後，再提升到進階覺察練習。畢竟，在進階覺察練習，需要意識更集中。因此在開始之前，請誠實面對自己。進展得過快、過急，只會導致分心的情況更為嚴重。重點是，修正此種情況所帶來的破壞，遠比你耐心等待、並在自己準備好才踏出下

一步，需要花上更多的心力。

進階覺察練習

在進階覺察練習中，我們會開始於練習裡，加上意識思考。我們可以去觀察意識思考對自身友愛的影響，並察覺潛意識自我是如何去解讀它。每一個人、每一個友愛的狀況，都不相同。你的潛意識自我對於特定想法的感受是怎麼樣的？當你內心浮現一些煩惱時，你的心跳會立刻加速嗎？還是會漸漸地變快？或者根本不會提高？重新回想我們對羅塞塔石碑的理解，我們知道潛意識自我有多敏銳，以及其如何解讀我們的意識思考。

我們為什麼要做這些事？因為這些是非常寶貴的資訊。我們希望盡可能地了解自己，好讓身心協調一致、互相合作。許多人忽視了想法對於生理狀態的影響，能多麼地廣泛。每個人的狀況都很不一樣，因此先下點功夫來認識自己，就顯得極為重要。你或許跟我一樣，很喜歡沉思。或者，你是那種非常幸運的人，可以不費吹灰之力，就找到潛在問題。在覺察練習中加上意識思考，有助於找出專屬於我們個人的回應。你或許認為自己已經很了解自己，但多花點心力找出正確的答案，絕對能給予我們更多好處。

「搞砸」也沒關係

要在覺察練習中加上意識思考，就需要為練習擬定計畫。我們應該試著避免只去觸碰單一類型的思緒。舉例來說，不要只是想著五種不同、卻都會讓你焦慮的事情。你或許可以先從令你充滿感激的事情開始，再進入到讓你感到焦慮的事情，接著再去想令你興奮的事，接著轉移到那些讓你感到憤怒的事情上。最後，再想著那些你最在乎的人。重點在於，不要只去想正面或負面的事物。試著探索你所擁有的各式各樣情緒，然後想著那些能激發出這些情緒的事情。

同樣的，倘若你在練習中又「搞砸」了，請不要暫停，繼續進行。這或許能給我們一個機會，去觀察潛意識自我對於我們有意識地想著自己「搞砸了」，有什麼反應。這些都是好事。無論如何，我們總會遇到搞砸的時刻。

在思緒與思緒間，你可以停頓一下。你可以將這段停頓，視為清理心靈的時光。倘若你需要一點時間，重拾注意力，那就去吧。只要你不會拿起手機或做一些讓自己分心的事，一切都沒關係。

擴大對感受的覺察，有意識地觀照一吸一吐

像平常那樣開始覺察練習，全神貫注在當下。至少在練習的前 2 分鐘，盡量什麼事都不要想。我們的目標，是徹底覺察自己此刻的狀態，並以此狀態為基準，觀察加上意識思考後，可能出現的改變。

在充分覺察自己的狀態後，讓思緒開始流動。同時，留意吸氣的每一處細節，吐氣的每一處細節，以及每一次呼吸間，友愛所出現的細微感受。

一次只專注於一個念頭，運用你的內感受，去覺察這個念頭對你的影響。你正在觀察潛意識自我對於此念頭的反應。這個反應說不定很微小，也可能很明顯。不要去評斷其好壞。單純去感受。你感受到胸部、腹部、背部或其他地方的感覺嗎？你感受到溫度的變化嗎？這個念頭是如何影響你的心跳？這些珍貴的資訊會在練習結束後，進一步被分析。

依照自己的感覺，從一個念頭進入到下一個念頭，但是不要著急。有些時候，我們必須多花一點時間，才能捕捉到潛意識自我所發送出來的微弱訊號。有些時候，潛意識自我會希望你好好地沉思一個問題，鼓勵你用超過原先預期的時間，專注在一個念頭上。遇到這樣的情況，也請同樣記錄下來。這些都是寶貴的數據。但請盡自己最大的努力，試著平

均分配花在每一個念頭上的時間。

在體驗過清單上的所有思緒後，請用短短幾分鐘的時間，試著將注意力拉回到原本的覺察練習上，去除一切雜念，每一次當你感覺自己就快要分心時，就將意識拉回到友愛上。在結束此練習之前，至少花 2 分鐘，做原本的覺察練習。

練習結束後，請立刻開始回想潛意識自我對每一個念頭的反應。用紙筆做記錄對許多人來說，是相當有用的方法。然而，最重要的是思考自身的體驗。在練習中，每一個念頭是如何改變了你的感受？這些感受出自何處？你能多快察覺到這些感受？它們是否讓你想要進一步深入思考此一議題？這些資訊都能讓你更加了解自己。

以我自己為例，我通常會在一個念頭浮現後，立刻感受到情緒的回饋。當這個念頭牽涉到令我擔憂或讓我對未來充滿期待的事物時，我的心跳經常會飆升。與其他內容相比，令人擔心的事物通常會令我有股衝動，想要花更久的時間停留並進一步思考，且令人擔憂的事物也常常會讓我的心跳驟升。我注意到自己在思考不同的事情時，會在友愛之內的不同地方，感受到不一樣的情緒浮現。舉例來說，當我在思考那些令人擔憂的事情時，腹部經常會出現沉重的感受，但在想到所愛之人時，胸腔則會感覺暖暖的。我還有很多可以分

享，畢竟我已經練習過無數次。但重點是，你應該要做到這種程度的自我觀察。漸漸的，你會發現模式慢慢浮現，讓你能更清楚地掌握潛意識自我的特性。

這是一項長期練習，能幫助你深入了解自己的友愛。儘管如此，只要定期練習，你很快就能確定潛意識自我對於特定事物的敏感程度。在日常生活裡，我們經常沒能察覺到自己的思緒，是如何影響我們的狀態。我們的狀態也同樣會影響自身想法，而這一切又會關聯到我們的行為舉止上。因此，在我必須學會的許多事情中，其中一件就是由於我的潛意識自我對於憂慮的思緒非常敏銳，且總是很快觸發我的交感神經系統，因此我必須發展出一套方法，好讓我的態度與想法在受到自身狀態影響**之前**，就先安撫好潛意識自我。但因為我知道，這是我個人潛意識自我的特質之一，此外我也發展出高度的內在覺察，所以我才能在事情失控、陷入痛苦前，運用呼吸語言，採取行動。潛意識自我不過是想保護我，幫助我達成目標。但就此情況而言，它需要一點回饋，好幫助其做出更適當的回應。

有多少時候，我們明明不是真的很氣對方，卻想將對方千刀萬剮？一旦潛意識自我進入備戰狀態，我們很容易就會情緒失控或做出不明智的判斷。儘管我們將「千刀萬剮」當作一種語言上的修辭，但倘若潛意識自我受到的威脅足夠強

烈，其確實很有可能將我們推入實際去這麼做的狀態，即便你明明能有意識地去思考，今天辦公室同事說你的頭髮「看起來不一樣了」，這句話實際上根本沒有其他意思。

覺察練習是我們學會了解友愛的第一步、也是最基本的練習，幫助我們培養自我覺察，好在我們變得更熟悉自己時，能倚靠這股覺察的力量。只要充分的練習，我們甚至能改變潛意識自我對於某些事情的反應程度。話說回來，保持對內在友愛的覺察，就像去好好了解你的伴侶，以知道哪些事情會讓他們生氣，哪些事情能讓他們特別開心。我們感知到的程度越高，就越能成為好夥伴，並讓團隊合作變得更出色。

覺察是一切正向改變的基礎。一旦覺察力提升，就意味者我們準備好用呼吸技巧，建立一套溝通方式。而我們之所以學習呼吸法，並不是為了控制肉身機器、做我們要求的事，而是用來積極地與內在友愛溝通。

目標：覺察練習的最主要目的，就是養成在日常生活中保持內在覺察的能力。一旦我們越能感受自己的情緒，與潛意識自我溝通的效果也越好。

從呼吸調整身心實驗室 6

現在，我們學會了覺察練習，可以整合所學了！

引導指南

- 每天至少花 5 到 10 分鐘，做覺察練習。一旦你能一直集中注意力、不分心，就可以進入到進階覺察練習。但千萬不要操之過急。如同學習任何一門語言，太躁進不會帶來任何好處。畢竟，潛意識自我永遠都有很多話想講。而你正在學著慢慢去接收它的訊息，好讓你最終能獲得最大程度的感知。

- 一整天下來，都要持續檢查自己的呼吸方式。記得，平靜且健全的呼吸，能為你的友愛帶來調和與平靜的狀態。在留意自己的呼吸時，問問自己，「我是否讓友愛處於恰如其分的狀態？」「我的一吸一吐，是傳達出沉靜、還是緊張的語調？」畢竟，潛意識自我會注意到你每一次呼吸的語調與狀態，並有所回應。所以，在一天之中，觀察自己的呼吸時，別忘了這一點。

- 不要忘記注意自己的姿勢。站直！不要彎腰駝背，並盡可能地抬起頭。

第 9 章

訓練你的呼吸，
感受最深刻的身心靈滋養

請想像自己走進一間交誼廳。你遲到了。當你抵達時，其他人早先於你抵達，並沉浸在熱烈的討論之中。大家討論得如火如荼，沒有空告訴你發生什麼事。事實上，這場討論早在他們抵達之前，就已經展開了，以至於在場的每一個人都沒有資格為你追本溯源，解說之前所發生的一切。你聽了一陣子，直到你認定自己掌握了爭論的核心，於是你開口。

——肯尼斯・伯克（Kenneth Burke），

《文學形式主義》（*The Philosophy of Literary Form*）

你可以用呼吸，改變內在關係

在本章，我們會開始在內在對話中，積極發聲，並運用呼吸技巧來編排、表達我們的訊息。比方說，我們的呼吸方式（是否為健全呼吸？呼吸平順嗎？呼吸節奏一致嗎？）會決定訊息的語調。現在，你會學到如何組織自己的句子。

但你必須明白，儘管這或許是你第一次有意識地加入對話，但這場對話實際上在你一生之中，都持續進行著。而你甚至可能在不知情的情況下，曾經參與過對話。無論我們是否察覺到，我們進行的每一次呼吸，都是在對潛意識自我發送訊息，久而久之，形成了正面或負面的關係。

好消息是，無論長年下來，你的內在關係變得多差，都有改善的空間。而且，你也學到了用健全呼吸法、並培養內在覺察，一步步做出正向改變。無論一開始的關係有多麼混亂，我們都能打造出和平的關係——一份無論在什麼樣的逆境下，都能支持我們向前的強大關係。這需要時間與努力，但一切都會值得。你值得這些努力。

那麼，我們可以向自己說什麼？

假如你擔心自己無話可說，大可不必擔憂。潛意識自我最感興趣的事情，就是生存與成功。你不會利用呼吸語言，來和潛意識自我討論政治與藝術。（還是你會？）記住，無論你做了些什麼，它都有話想說。（現在，讓我們花一點時間來提醒自己，潛意識自我就跟意識自我一樣，代表著你。）當你在看新聞時，你也許會注意到潛意識自我好像有話想講。而你在欣賞美麗的藝術品時，你或許會發現潛意識也在說話。「這很可能構成威脅」或「這值得我們努力爭取」，是我們最常從潛意識自我那裡「聽到」的兩句話。儘管聆聽潛意識自我想對你說的話確實很重要，但有些時候，你需要有意識地進行批判性思考，判斷潛意識自我的言論是

否需要些許地修正。

　　舉例來說，有的時候，你對新聞內容感到特別擔憂。你注意到自律神經系統活躍了起來，但這恐怕不利於你實現眼前的目標與挑戰。比方說，或許你想著「要睡著」，但又牽掛著早上看到的新聞。潛意識自我認為這則報導恐怕會產生潛在危險，因此要你運用意識自我的批判性思考，去解決。一陣思辨後，你知道沒有任何擔心的理由，或至少到隔天睡醒前，你也沒有什麼能做的。所以，這個時候，運用呼吸技巧向潛意識自我溝通，讓它冷靜下來，就很重要。

變身神隊友

　　重點是，要時常做覺察練習，以和潛意識自我建立起融洽的關係。而透過寶貴的內感受能力（對內在狀態的覺察），一整天下來，你就能聽到潛意識自我發出的細微提示。

　　如同任何一段關係，有效的溝通在於，你隨時都能清楚自身立場，而且不會忽視伴侶說的話。儘管在壓力大和崩潰的時候，能用上呼吸技巧。但如果能及早察覺，就可以在壓力累積前，積極採取行動，去安撫潛意識自我。

倘若你在覺察練習以後，發現自己只要一想到令你憂慮的事，就會立刻陷入壓力狀態，那麼當你在一天之中遇到令人擔心的事情時，請多花一點時間來安撫自己的友愛。好的伴侶會注意到對方的情況，因此，請傾聽你的夥伴，儘早且頻繁地進行溝通。千萬不要等到了潛意識自我開始尖叫才行動！

你的意識與潛意識合作愉快嗎？

你的潛意識自我非常聰明，能在短時間內消化海量的訊息好認識這個世界，並調整你的生理狀態以適應情況。無論潛意識自我是否因為過分倉促，而做出錯誤的結論，當其做出反應時，都只是在盡自己的本分。它用的是經得起時間考驗的生存策略，那個讓你的祖先得以存活、而你得以站在這裡的策略。但意識的解讀，也扮演了相當重要的角色。比方說，到底是感到興奮，還是憂愁，取決於我們的意識對情況的判斷。也就是說，意識自我必須發揮作用，有自覺地進行批判性思考，以決定是否要告知潛意識自我，調整目前的團隊反應。

潛意識自我只活在當下，但意識自我能思考到此刻、過

去和未來。這讓我們得以思考往後的事情，讓友愛替將來的情況做好準備，並讓友愛處於最佳狀態，迎接任何可能的挑戰。由於你意識到了未來的情況，所以你可以扮演起領導的角色，幫助友愛以最好的狀態迎接一切。

作為友愛中有意識的部分，你的任務就是如實評估眼前情況，讓友愛能在消息正確的情況下，以一個團隊的角度去運作。而運用本章即將學到的呼吸語言，我們就能幫助潛意識自我，好好協調內外狀態，以達到身心和諧一致。畢竟，最健康的「自我」狀態，就是一個團隊，且團隊中的每一個人各司其職。而你的潛意識自我一直努力做好分內的工作。現在，討論過角色的分工後，就讓我們來學習團隊內的溝通技巧吧。

如同樂譜，呼吸也有標記節奏的方法

絕大多數的呼吸技巧，都與「呼吸節奏」的建立有關。而透過控制呼吸的四大狀態——吸氣、滿肺閉氣、吐氣、自然肺閉氣的時間長度，就能帶來不同的呼吸節奏。儘管不少呼吸法都有特別名稱，但許多都是根據上述四種呼吸狀態的所占時間比，來命名的。

比方說，有一種很常用到的呼吸方法，叫做盒式呼吸法（Box Breathing）。這個名稱的由來，是因為該方法的吸氣、滿肺閉氣、吐氣和自然肺閉氣的時間等長。由於這四種狀態比例相等，就像是盒子等長的四邊，因此取了這個形象化的名稱。

另一方面，如同樂譜般，呼吸法也有其標記方式。而我們總是依照下列的順序，來描述呼吸方式：

吸氣 ➡ 全肺閉氣 ➡ 吐氣 ➡ 自然肺閉氣。

因此，依照呼吸法的標記方式，盒式呼吸法就可以寫成 4，4，4，4。這個標記意味著：吸氣數到 4；肺部吸飽氣後，閉氣數到 4；吐氣數到 4；以自然肺狀態（在吐氣的最後，你應該還留有一絲殘餘的空氣），閉氣數到 4。一般來說，數一下就是 1 秒，但重點是每個呼吸狀態的時間等長。因此，倘若你在為盒式呼吸法計時，但你數到 4 的時間略長、或略短於實際的 4 秒，也完全沒關係。儘管如此，時鐘或節拍器或許是幫助我們計算時間的好工具。但要避免使用可能會加速或減速的工具，例如心跳。

閉氣時，又有什麼重點該注意？

所謂的閉氣，就是暫停呼吸。無論肺部是吸滿或吐盡空氣，都能進行這個動作。另一方面，在標記呼吸節奏時，除非有特別標示，不然第一次閉氣，指的是肺部吸飽氣後；第二次則是把氣吐盡後（自然肺狀態），再閉氣。

- **滿肺閉氣**：所謂的滿肺狀態，其實不言自明。然而，許多練習者無法確定肺要吸進多少的空氣，才能達到所謂的「滿」。簡單來說，其實當你覺得滿了，就意味著你成功達成了滿肺狀態。確實，有些「滿」的狀態比其他的「滿」還要更滿。不過，在後續的內容中，除非有特別說明，否則你不需要讓肺部吸滿氣到有股正壓要跑出來的程度。相反的，只需要肺部有吸滿氣，並感覺舒服就可以了，然後屏住氣息，不要刻意用力或擠壓。

- **自然肺閉氣**：所謂的自然肺閉氣，就是一個徹底放鬆的狀態。要想達到自然肺閉氣，只需要靠著肺部自然的組織回彈，不需要肌肉進行收縮、出力。在肺部組織回彈後，裡面還會有剩餘的氣體，這就是自然肺。當我們在自然肺閉氣狀態下屏住呼吸時，只需要單純

地放鬆自己的呼吸肌肉，暫停呼吸。

- **空肺閉氣**：我們鮮少會使用到空肺閉氣。要達到空肺閉氣狀態，你需要運用腹部和肋間肌去徹底淨空肺部，然後關閉聲門，確保肺部內的負壓不會誘使新的空氣流入。

你受到舊有的身心模式所困了嗎？

當人們得知我是一位呼吸工作者後，我最常聽到的問題就是，「哪一種呼吸技巧能幫助我……」然後是一些具體的目標如「在禮拜天晚上入睡？」「在約會時更有自信？」「減肥？」還有一些問題也很常見，像是「能控制過敏、慢性阻塞性肺病（COPD）、蜘蛛恐懼症的特定技巧？」當然，他們受到舊有的身心模式所困，認定所有事物都能化為一組程式碼，只要輸進肉身機器裡，就能獲得成果。儘管人確實可以透過呼吸技巧，來解決疾病與非理性恐懼（如我剛剛提到的那一種），但要獲得有意義的進步，首先就必須改變自己的思維框架。假如你沒有跳過稍早關於此點的討論，那麼你就會明白我的意思。

然而，框架很難破除，即便是最有熱誠的練習者，也經

常需要提醒。記住了：你不是機器人，你是一份關係。我們在本章中所學到的技巧，是呼吸語言哲學中的基本句子，能讓你與自己和睦相處，而不是針鋒相對。它們不是程式碼，不是詭計，也不是指令。

話說回來，就算呼吸技巧再怎麼純熟，要是不理解「潛意識自我也有自己的目標與關切點」，呼吸法也無法發揮最大作用。記住，你就是友愛，是一份關係的總和。你運用呼吸技巧，並不是在對自己發號施令，而是學著創造正向的內在關係，為著共同目標攜手前進。我們追求的目標都是一樣的：在這個世界上活下去，並發光發熱。因此，在我們學會與內在溝通的同時，千萬不要忘記，並不是只有意識自我說的話才算數。倘若你希望這份關係能成功，那麼你就必須懂得傾聽。

在學習呼吸技巧前，先聊聊兩件更重要的事

你該抱持的心態

在練習絕大多數的呼吸技巧時，你應該心裡要有個底：你需要反覆執行該呼吸技巧至少 2 分鐘，才能開始收到潛意

識自我的回應。當然，時間長短會因人而異，因情況而改變。但在練習任何一項技巧時，都要記著「自己必須花 2 到 5 分鐘的時間，才會接收到潛意識自我的回應」。

用覺察練習，讓效果最大化

如果想讓學習呼吸語言的效果最大化，在嘗試下列呼吸技巧時，我推薦你在開始前跟結束後，都做覺察練習。就跟練任何語言一樣，先在一個受控制的環境下好好練習、增強信心，能讓你在現實中更敢於與內在溝通。

全方位呼吸技巧，讓身心通透又自在

下面是可以用來和潛意識自我溝通的技巧或句子。請記得，這些不是程式碼或指令。我們是在跟某一部分的自己對話，那個試著分析所有資訊，好讓我們處在最佳行動狀態的自己。請用你的愛和幽默感，來溝通。記得，只要多加練習，溝通技巧自然就會進步。

比例呼吸法：喚醒身心靈的覺知、療癒與力量

比例呼吸法指的是以一致的節奏來吸氣與吐氣，但不用閉氣。比例呼吸法可以改變迷走神經（vagus nerve）的活動度，向潛意識自我發送興奮或放鬆的訊息。儘管有許多不同的呼吸節奏可以使用，此處我們會把重點放在最常用的呼吸比例。

1：2 呼吸法——「讓我們冷靜下來」

這是一種非常容易使用的技巧：每次吐氣的時長為吸氣時長的兩倍。這能刺激迷走神經，使其發送出強烈的訊息，讓潛意識自我放鬆。另一方面，只要「吸 1、吐 2」這個比例不變，呼吸節奏是可以調整的。比方說，你一開始可以照自己舒服的比例來呼吸，直到你越來越放鬆後，再等比延長每一次的吸氣與吐氣，得到更深沉的放鬆。

舉例來說，一開始只有 2，0，4，0 能讓你感到舒適（吸氣 2 秒鐘，不用滿肺閉氣，吐氣 4 秒鐘，不用自然肺閉氣），但在練習 2、3 分鐘後，你發現自己受得了 3，0，6，0 的節奏。這時，或許你已經更放鬆。接著，再練習 2、3 分鐘，你說不定能達到 4，0，8，0 的呼吸節奏。

- 2，0，4，0：「讓我們從這令人興奮的狀態中，冷靜下來吧！」
- 3，0，6，0：「現在我們沒那麼興奮了，讓我們更平靜一點。」
- 4，0，8，0：「只要我們想，此刻已經安全到可以入睡了。」

若想讓自己冷靜下來，請先從你能輕鬆執行的最慢節奏開始，接著再慢慢放緩，直到進入你想要的狀態為止。雖然2，0，4，0的節奏，能幫助友愛脫離過度興奮的狀態，但要是你已經很放鬆了，這個節奏反而可能讓友愛變得興奮。請記住，唯有透過覺察，才能得到自己想要的正向改變。

> **日常練習指引**
>
> 　想要冷靜下來時，動用的呼吸流區域越少越好。雖說如果你必須完整用到胸腔、肋骨、腹部來呼吸，也不見得是壞事。至少每一次呼吸時，都把念頭放在「越來越放鬆」，直到你只需要用到呼吸流的腹部區域。

戰士技巧——「讓我們釋放緊繃、找回平靜」

在我訓練急救人員、軍人、運動員、消防員等需要高度勞力與精神挑戰的人員時，他們往往很難把心力放在「倒數」上。這個時候，我會教他們「戰士技巧」，一種將 1：2 呼吸法簡化到不需要倒數的技巧。這也是我會請那些有恐慌症或恐懼症的人，第一件去做的事。在執行「戰士技巧」時，只需要簡單地延長吐氣，延長程度在自己舒適範圍內即可。吸氣則可根據需求，越快越好，然後將所有的注意力放在維持吐氣的平順與長久上，且不要讓自己感覺呼吸困難。這個技巧不僅能讓你獲得 1：2 呼吸法的全部好處，還能用在你感到緊繃、或無法專心計時的時候。

安定身心的呼吸節奏
戰士技巧 ➜ 2，0，4，0 ➜ 3，0，6，0 ➜ 4，0，8，0

發出蜂鳴聲——「讓情緒穩定下來」

發出蜂鳴聲（humming）是自然延長吐氣的一種方法。許多人認為此方法比戰士技巧來得更簡單。步驟如下：簡單地吸氣吸到滿，並在吐氣的同時發出「嗯——」的聲音，直

到氣息吐盡為止。視個人需求重複進行。蜂鳴聲也被證實能產生更多的一氧化氮，後者可自然地放鬆血管，讓血管舒張，進而改善血液循環。[1]

2：1 呼吸法——「打起精神來！」

1：2 的呼吸頻率可以調轉過來變成 2：1，達到提神的效果。在練習此技巧時，最好限制在 2 分鐘內，以免自己過度亢奮。儘管提升能量確實不錯，但過度卻可能造成壓力。因此，在練習這些技巧時，請善用覺察，並在重複練習之前抽空再次評估一下。

吸氣時，我們會抑制迷走神經。因此，延長吸氣時間並將吐氣時間最短化，能向身體溫和地傳遞訊息：該增加一點能量與警覺心了。而最常見的節奏是 4，0，2，0，但你可以將節奏拉長或縮短，全看你希望潛意識自我變得多興奮活躍。話說回來，要想找出最適合自己的節奏，只能靠親身實驗。

日常練習指引

當我們的目標是興奮起來時，肋骨和胸腔就應該動起來。我向來很猶豫是否要告訴客戶，其實如果希望身體靈活起來，光靠呼吸流的上半部就能做到。畢

竟，任何可能會讓客戶形成不良呼吸的習慣，我都極力避免。儘管如此，倘若你想提振能量，練習以呼吸流的上半部（肋骨和胸腔，或者只使用胸腔）進行2：1呼吸法，是能達成目標又不會讓自己頭暈目眩的有效方法。而你在進行這個練習時，可能會發現這與「喘氣」非常類似。這並不是哪裡弄錯了。喘氣是對突發性壓力源的最自然反應。喘氣最有意思的一點，就是當我們刻意為之時，極有可能會向潛意識自我發出壓力訊號。但我們很疲憊或需要一點能量時，這麼做能帶來益處。然而，請避免長時間進行此動作，否則可能會讓潛意識自我陷入不必要的焦慮。

平衡呼吸法——「讓不平靜的心安定」

平衡呼吸法之所以名為平衡，就是因為吸氣與吐氣的節奏為一比一。任何一種吸氣與吐氣時間相等，且不用閉氣的呼吸法，都是一種平衡呼吸。舉例來說，6，0，6，0是一種吸氣6秒鐘，吐氣6秒鐘，過程中不用閉氣的呼吸節奏。而這只是平衡呼吸法的一種模式。

平衡呼吸是要告訴潛意識自我「冷靜下來，做好應

變」。即便節奏再快，此種呼吸仍能給予潛意識自我安定感，與處於壓力或驚慌狀態下的不規律呼吸，完全不同。事實上，對於那些思考著該從哪一種呼吸法開始，或者該先掌握哪一種呼吸法的人，我會推薦平衡呼吸法。畢竟，只要學會均衡且一致地使用呼吸肌肉，就是一項重大的成就，也是與潛意識自我建立起和諧關係的根基。

另一方面，呼吸的節奏越慢，潛意識自我收到的訊息也越放鬆；越快，就越有精神。儘管如此，還是有一個最佳狀態，在這個呼吸節奏下，潛意識自我會將訊息解釋為：應該要刺激動脈的壓力感受器，降低血壓，改善心率變異性（heart rate variability，HRV），並提振情緒。一般稱此種方法為「共振頻率呼吸法」（Resonance Frequency Breathing），由首度發現此呼吸法對心血管系統能帶來好處的生物回饋學家葉夫根尼．瓦斯洛（Evgeny Vaschillo）所命名。[2]

共振頻率呼吸法──「讓身心和諧健康」

共振頻率呼吸法能比喻為呼吸語言框架下的「語言治療」。主要原因在於，這不僅僅是一種可即時傳遞訊息的呼吸方法，它還具有累積效應，能為整體友愛帶來益處。

簡單來說，在練習共振頻率呼吸法時，是以 1 分鐘之內，約莫呼吸六次的均衡速度來呼吸。整體來看，人每分鐘

的呼吸次數約莫落在十二次至二十次，因此共振頻率呼吸的速度顯然低於我們平時的呼吸速度。如此一來，每一次的吸吐都應該很溫柔、輕盈且安靜。

我們的心臟與每一次的吸吐，緊密相依。吸進空氣時，心跳加快；吐出空氣時，心跳放慢。透過練習共振頻率呼吸法，我們能將此種差異最大化，自然而然地改善 HRV。而 HRV 這項指標，在心臟抗壓能力、降低血壓和改善整體心理健康狀態方面也具有廣泛的應用。[3]

共振頻率呼吸背後的科學原理相當複雜，但研究指出，以 5，0，5，0 左右的速度進行平衡呼吸，能刺激並改善體內的腹側迷走神經叢（ventral vagal complex），也稱作「社交神經系統」（social engagement system）。而這是哺乳類動物特有的神經系統，能讓我們與團體中的其他哺乳類動物建立起連結和關係。其對我們的 HRV 健康也極為重要。在現代社會下，我們飽受脫節與長期不受控壓力的侵擾，導致此一重要的神經傳導路徑弱化。好消息是，HRV 的改善也應證了，只要每天進行 20 分鐘的平衡呼吸練習（每分鐘呼吸約莫六次），六週之內，就能大幅改善腹側迷走神經叢的健康度，這不僅能改善生理健康，更能提高我們與其他人建立關係的能力。[4]

平衡呼吸法（5，0，5，0）練習

1. 為了獲得最佳效果，請躺下或舒適地坐在椅子上，讓自己能徹底放鬆。
2. 脊椎保持中立，以鼻子吸氣 5 秒鐘，而且動用的呼吸流區域越少越好（以腹式呼吸為主，但不能感到不舒服）。
3. 以鼻子吐氣 5 秒鐘，放鬆呼吸。
4. 重複步驟 2 跟步驟 3 至少 10 到 20 分鐘。

共振頻率呼吸法之所以被喻為呼吸語言框架下的「語言治療」，是因為光是持續練習此一極為簡單的呼吸節奏，就有望能提高潛意識自我對所有呼吸技巧的回應程度。

盒式呼吸法：讓人紓壓又專注的妙方

在〈如同樂譜，呼吸也有標記節奏的方法〉一節我們提過，之所以稱為「盒式」呼吸法，是因為該方法的吸氣、滿肺閉氣、吐氣和自然肺閉氣的時間一樣，就像盒子等長的四邊。而盒式呼吸最常見的節奏就是 4，4，4，4。

盒式呼吸法（4，4，4，4）練習

1. 脊椎保持中立，以鼻子吸氣 4 秒鐘，用健全呼吸，使肺部充滿空氣。

2. 在滿肺狀態下屏住呼吸 4 秒。

3. 以鼻子吐氣 4 秒鐘，放鬆胸腔，接著是肋骨，再來是肚子。

4. 以自然肺狀態屏住呼吸 4 秒。

5. 重複步驟 1 至步驟 4，至少 2 分鐘。

日常練習指引

在向潛意識自我傳遞訊息上，盒式呼吸法相當萬用。藉由形成一個呼吸的「盒子」，每一次吸氣、吐氣、閉氣的比例相等，等同於鼓勵潛意識自我維持平衡與集中。我們在說著，現在不該驚慌失措，但也不適合小憩。一般來說，此技巧對於改善注意力很有效。我們可以透過呼吸流使用的程度，來控制自己的語調和狀態。而用到的呼吸流部位越多，語調就越亢奮。

比方說，若只使用呼吸流的下半部（腹部），就是

以輕鬆的口吻在溝通。當然，這一切還需視潛意識自我的感受而定。倘若潛意識自我已經很興奮，那要把氣息帶到腹部就更難了。在此情況下，如果你希望透過呼吸傳遞放鬆的訊息，請盡可能減少呼吸流的使用程度，直到潛意識自我變得比較放鬆後，再進一步減少呼吸流的使用。請拿出耐心來對待潛意識自我。記住，通常需要 2 分鐘左右，才會開始收到回應。

最棒的自我激勵

　　盒式呼吸法的練習時間長短，沒有任何限制。這是向潛意識自我保證，「一切都很好，但我們還是應該保持清醒並留心周圍」的絕佳辦法。有些時候，我們也會稱此狀態為「冷靜並審視」（stay and play）。

　　當意識自我陷入沉思或為著即將到來的事件而緊張時，潛意識自我會試著盡一位好夥伴該盡的責任，改變友愛的生理狀態，提高壓力荷爾蒙並啟動交感神經系統，為所有可能的情況做準備。當然，有些時候這或許就是友愛所需要的，但更多時候，卻只會導致預期性焦慮。

　　一般來說，預期性焦慮的缺點大過於優點。它會在沒有任何理由的情況下，奪走我們的冷靜，並在我們確實需要更

多能量以前，就已經過度疲憊。此外，當我們陷入焦慮時，往往會做出錯誤的決策。為了讓自己能在必要時採取行動，最理想的狀態就是集中注意力且處變不驚。而這正是盒式呼吸法向潛意識自我所傳遞的訊息。

讓友愛整日都能安心

盒式呼吸法是最受大眾輕忽的呼吸技巧。然而，它能很好地告訴潛意識自我，要保持集中與專注。因此，絕大多數的人在一天之中應該進行一到兩次盒式呼吸法，讓身心合一，同時也提醒著自己，我們可以保持冷靜與機警。

自律神經活化技巧——「變身行動派吧！」

透過自律神經活化技巧，相當於悉心對潛意識自我高呼著，「讓我們停止拖延，開始為目標努力吧！」練習方法如下：

自律神經活化技巧執行方法

1. 在坐姿或站姿之下，將肺部徹底排空。
2. 吸氣，用鼻子快速嗅聞，先讓腹部擴張，接著是肋骨，最

後是胸腔。

3. 從鼻子快速吐氣。

4. 重複步驟 2 跟步驟 3 三到十次。

5. 在進行另一組練習之前，先休息 1 分鐘。

6. 可視個人需求，重複練習此技巧。

　　這個技巧的吸氣部分，就有點類似於你正感覺想要打噴嚏，而呼氣部分則像是透過鼻子來控制打噴嚏般。吸氣時進行的短嗅次數越多，效果越好，就算有氣體在兩次短嗅之間跑了出去，也沒關係。這個技巧的重點不是氣體交換，而是運用反射性的喘氣行為（gasp reflex）。只要操作正確，就不會出現頭暈的情況。相反的，你會感受到一股能量，因為你正透過意識向潛意識喊話，叫後者趕快起來動一動。

三角呼吸法：提振精神、放鬆身心都 OK

　　三角呼吸法是透過閉氣來延長每一次的呼吸，並賦予你的訊息意義。而閉氣最有趣的一點，是它所傳達出的訊息，是因人而異的。我們在第十二章談到訓練自己的二氧化碳耐受度時，也會用到三角呼吸法。

而三角呼吸法的吸氣、吐氣、閉氣比例相等。舉例來說，最常見的頂三角（top triangle）呼吸法，標記成：4，4，4，0。這意味著吸氣、滿肺閉氣及吐氣，每個步驟都維持同樣的時間。根據你想要傳遞的訊息，你可以擴張這個三角形（例如 5，5，5，0）或收縮（像是 3，3，3，0）。假如你還記得我們從自律神經羅塞塔石碑學到的內容，就會明白：呼吸越快，我們要求潛意識自我動起來的意思也越強烈。因此，三角形越小，你的訊息就越有可能被解讀成「動起來吧！」而三角形越大，呼吸越慢，訊息蘊含的放鬆意味也就越濃。

頂三角呼吸法──「我們需要活力！」或「我們需要放鬆！」

　　雖然頂三角呼吸法通常能釋放出「動起來」的訊息，但多年下來，我有三分之一的客戶表示，這項技巧也能發送出「放鬆」的訊號。而要判斷潛意識自我對此技巧的反應，最好的解讀工具就是「心跳」了。倘若心跳加速，就意味著潛意識自我接收到「採取行動」的訊息。要是心跳變慢，就是潛意識自我接收到「放鬆」的訊號。

頂三角呼吸法（4，4，4，0）練習

1. 在脊椎保持中立下，用到全部的呼吸流區域，吸氣 4 秒鐘。
2. 在滿肺狀態下，屏住氣息 4 秒鐘。
3. 吐氣 4 秒鐘至自然狀態。
4. 重複步驟 1 至 3。

　　如同此章節內的多數技巧，大部分的人至少需要進行 2 分鐘後，才會發現感受或心跳出現明顯的改變。儘管如此，許多人會用更久的時間進行頂三角呼吸法。這需視你在開始練習時，友愛的狀態、以及你期望達成的狀態而定。

底三角呼吸法──「讓我們慢下來並放鬆」

　　底三角呼吸法（bottom triangle）是要以一致的節奏吸氣、吐氣，並在呼吸與呼吸之間加入自然肺閉氣。此種技巧是透過鬆弛的停頓，來放慢呼吸節奏。我們可以將其視覺化為一個正三角形，吸氣與吐氣是長度相等的兩邊，自然肺閉氣則是三角形的底邊。這也是我們在覺察練習中所使用到的技巧，所以你其實已經接觸過。底三角唯一的不同之處，就

在於必須以一致的節奏進行，而覺察練習在節奏上並沒有任何要求。

　　而你可以用自己喜歡的節奏，來練習底三角呼吸法。儘管如此，別忘了，呼吸越急促，自律神經系統更會覺得這代表「你希望自己機敏一點」。多數人會從 4，0，4，4 這樣的節奏開始，並在變得更為放鬆後，延長每個動作的長度。就跟絕大多數的技巧一樣，請抱持著「自己需要以單一速度來呼吸 2 分鐘後，才會開始接收到潛意識自我的回應」的心態。

日常練習指引

　　這項練習的時間可以是數分鐘，也可以到數小時。在進行練習時，你可以使用全部的呼吸流，也可以使用最少的呼吸流，以個人感覺舒適為主。但是，倘若你希望能利用此技巧説服潛意識自我放鬆，獲得安全感，那麼你最好不要啟動全部的呼吸流，僅用腹部為佳。

1. 在脊椎保持中立下，使用最少的呼吸流，吸氣 4 秒鐘。

2. 吐氣 4 秒鐘直至自然肺狀態。

3. 在自然肺狀態下屏氣 4 秒鐘。

4. 重複步驟 1 至步驟 3。

幸福的節奏——「來開心一下吧！」

　　生活，常常需要調劑。而運用這個技巧，就像在對潛意識自我說，「為生活注入點幸福感吧！」而且，你隨時都能使用這個技巧。比方說，撥出那通令人難熬的電話前，或公開演說前。你也可以在夜間練習「幸福的節奏」，停止潛意識自我的焦慮，讓你能好好睡上一覺。簡單來說，這個練習令人開心。我喜歡將其想像成「邀請潛意識自我喝一杯」。唯一的不同就是，這個技巧不但不會令人宿醉，還超級安全且健康。我不敢保證你不會對此上癮，但這個習慣絕對不會讓你後悔。

1. 脊椎保持中立，以鼻子啟動全部的呼吸流來吸氣，同時盡可能在 4 秒鐘內，擴張你的肋骨。

2. 在滿肺的狀態下屏住呼吸，並在接下來的 7 秒間感受肋骨內的壓力。為了強化體驗，請在屏息時面露微笑。相信我。

3. 透過嘴巴或鼻子來吐氣，放鬆你的胸腔，接著是肋骨，最後才是肚子，直至自然肺狀態。吐氣的過程應該是均勻且平順的，避免自己在一開始就將過多氣息吐光，最後又剩太少。

4. 將步驟 1 至步驟 3 反覆進行四到八次。

5. 在進行下一組動作前，請先用至少 1 分鐘的時間正常呼吸。因為如果短時間內重覆練習超過八次，可能會削弱訊息本身，導致潛意識自我沒有做出強烈的回應。

平靜閉氣──「讓身心愉悅、充滿活力」

　　平靜閉氣跟幸福的節奏很像，只不過前者更能夠快速上手，而且就算你無法集中注意力去數秒，也沒關係。儘管如

此，與幸福的節奏不同，由於此技巧不包含延長吐氣，因此對有些人來說，能刺激更多能量產生。

1. 在脊椎中立下，以鼻子啟動全部的呼吸流來吸氣，同時盡可能地擴張肋骨。
2. 在滿肺的狀態下屏住氣息，在屏氣的 2 到 3 秒間，去感受肋骨內的壓力。為了強化體驗，請在屏氣時微笑。
3. 以嘴巴或鼻子吐氣，依序放鬆胸腔、肋骨和腹部，直至自然肺狀態。倘若是用嘴巴吐氣，請發出口哨聲，以放慢吐氣速度並維持放鬆。
4. 重複步驟 1 至步驟 3 三次。
5. 在進行下一組動作之前，請恢復正常呼吸至少 1 分鐘。

小心！練習呼吸法時，要注意……

現在，我們已經學會使用潛意識自我聽得懂的語言，去表達一些句子，但有幾件重要的事情必須注意。

不要為了「平衡」，反而「失衡」了

我有一個客戶，怎麼樣也擺脫不掉身心模式的框架。他之所以找上我，是因為身為 CEO，他經常需要為了公事飛到各地，但飛行卻讓他極為難受。他透過本章學到了一些句子，但他卻認為這是「命令身體冷靜下來」。我們在電話中一起練習了這些技巧，但後來他向我坦白，他從來沒有做過覺察練習，也很偶爾才會練習我們一起學習的技巧。

接著有一天，當他看到飛機上的空服員關閉艙門，航班準備起飛時，一股強烈的焦慮襲來。就在那個時刻，他想起了比例呼吸法，但他沒有刻意選擇最合適的節奏，而是直接跳到 4，0，8，0。因為就他自己的解讀，這是「去睡覺」的指令，所以此刻正合適。但他發現自己很難舒服地去執行這個技巧。他在吸氣時勉強自己數到四，但在吐氣時卻連堅持數到五都做不到。這導致他壓力更大，因為除了飛行恐懼症發作以外，他還感覺自己快要窒息了。在那一刻裡，他沒有關心潛意識自我的擔憂，遑論把節奏調整到自己舒適的狀態，反而繼續強迫自己痛苦著，只因為他視呼吸技巧為對身體發號施令，而不是維繫內在關係的溝通橋梁，這實在令人太震驚了。在硬逼自己練習幾次都失敗後，他放棄了，度過了一段可怕的飛行。那麼，究竟是哪裡出錯了？

這就是忽視潛意識自我的聲音，並讓情況變得更糟的例子。畢竟，絕大多數的呼吸技巧都牽涉到一定程度的生理激發。換句話說，你與潛意識自我的對話，絕大部分都是跟「你的友愛要感到多興奮，才符合當前情況」有關。所以說，要是非常不舒服了，卻還強迫自己使用呼吸技巧，就像對著恐慌發作的人大喊，「冷靜下來！」你並沒有根據潛意識自我的擔憂程度，用它聽得懂的方式來溝通。這也是為什麼會有這麼多的呼吸技巧，讓我們在不同情況下使用。記住，呼吸是由你和潛意識共同協調作用的，不要把它變成一場拔河比賽。

請根據你的狀態，從相對簡單的呼吸法開始練習。在潛意識自我冷靜下來後，就可以切換到其他技巧，將對話朝著我們所期望的方向推進。重點是，不要逼自己去用特定呼吸技巧。而是不斷嘗試，以找出比較好上手的呼吸法。

主動引領，覺察你當下需要的呼吸法

在你了解潛意識自我對這些技巧的回應後，就可以慢慢摸索，根據你希望引導友愛進入的狀態，來安排呼吸練習。你可以想像自己在主導對話，引導話題朝你想要的方向進行。這也是我那位 CEO 客戶應該要做的，而他在有了上述

經歷後，也確實學會這樣去做。

　　舉例來說，你可以先簡單地延長吐氣，把友愛從興奮或焦慮的緊繃狀態中抽離。接著，在你心緒較為穩定後，或許就可以切換到盒式呼吸，讓友愛變得更安定，更專注。你可以練習盒式呼吸一段時間後，再選其他的呼吸法，以引導你的團隊進入最適合此刻的狀態。接著，透過你培養出的覺察力，讓呼吸在潛意識進行。因為你很有信心，知道經常做健全呼吸練習的你，早已將此技能內化，不必一直去控制呼吸。

　　最終，這會變成你意識生活中，最自然的一部分。你會在通勤途上，使用盒式呼吸，並運用覺察力讓友愛進入最佳狀態，迎接新一天的挑戰。接著，你就能將情況全權交給潛意識自我接管，只需要在一天之中，維持一定程度的內在覺察即可。

　　當你的潛意識自我開始說話，並傳遞了如「這恐怕有危險」的訊息時，你能明白這股亢奮的感受（心跳加速、警覺心提高等）實際上來自你的夥伴，而它只是在盡自己的職責而已。然後你就能有意識地評估情況，確認自己的狀態。或許，眼前是一個需要發揮更多創造力，才能想出解決方案的壓力處境。在此種情況下，你或許會覺得當下的自己過於躁動，無法專心。這時正好可以拉長吐氣，找到潛意識自我，好好安撫隊友的不安。或許，你想要有好心情，於是，你用

幾個呼吸展開了幸福的節奏（4，7，8，0）。完成後，你感覺非常好，好到你決定讓潛意識自我接手呼吸，直到你認為該發出訊息，讓身體平靜、或動起來。潛意識自我總是留心聆聽，也一心要讓我們的友愛為所有情況做好準備。而現在的你也同樣如此。這就是健康團隊該有的樣子！

掌控自己的呼吸法

所有的技巧都是人為的產物。通常，需要一連串的嘗試，才能知道自己的點子會不會成功，更要打開覺察力，以了解潛意識如何解讀你的訊息。話說回來，就跟學習任何語言一樣，套用常用的句型（就好比本章提到的各種呼吸法），對我們大有幫助。然而，隨著你越來越熟悉自己以及友愛的運作，你或許會決定創造專屬於自己的技巧。你能這麼做，真的太棒了！下面是一些關於呼吸法「語言學」的使用技巧。

吸氣：一般而言，延長吸氣時間，所傳達的意思是「讓交感神經接手」。換句話說，這麼做較有可能傳遞出「興奮」或「壓力」的訊號。因此，在與內在溝通上，延長吸氣時間，要身體動起來的意味更濃厚；縮短吸氣時間，則是希

望整體活躍程度降低。

吐氣：延長吐氣時間，所傳達的意思是「讓副交感神經接手」。換句話說，這麼做較有可能會傳遞出「放鬆」的訊號。因此，在與內在溝通上，延長吐氣時間，要身體放鬆的意味更濃厚；縮短吐氣時間，則是希望能提振身心鬆散狀態。

滿肺閉氣：儘管滿肺閉氣能讓訊息帶有興奮意味，但拉長滿肺閉氣的時間，再加上肋骨的些微緊繃，能讓你在釋放後，獲得放鬆的感受。這也是幸福的節奏（4，7，8，0）能讓許多人感受到放鬆的主要原因。短暫的滿肺閉氣能幫助我們放慢呼吸，延長呼吸過程，讓訊息在整體上帶有更多鬆弛的意味。儘管如此，對某些人來說，這麼做反而會釋放出動起來的訊號。要想知道滿肺閉氣是否適合你當前的狀態，最好的辦法就是試看看，再透過意識去分析潛意識自我對此的回應。

自然肺閉氣：自然肺閉氣通常能傳遞出「平靜下來」的訊息，除非是長時間的閉氣。第十一章會談到，體內二氧化碳濃度突然升高時，會引發強烈的恐懼。但只要進行自然肺閉氣的時間，不要久到導致你出現壓力，那麼這個技巧通常能讓你的訊息帶有更多放鬆的意味。

與潛意識合作，讓身心健康又強大

在你練習使用這些技巧（還有書中會提到的其他呼吸法），來與自己溝通的同時，請不要忘記，最健康的你，就是以團隊的身分共同努力的你。所以，先有意識地思辨眼前的一切，再將這些珍貴的資訊交給潛意識自我，與之合作，讓它為團隊發揮最大的效用。

從呼吸調整身心實驗室 7

現在，我們進入了一個相當有趣的階段，你開始能積極地與潛意識自我互動。所以，該好好運用我們在本章學到的技巧，主動給友愛傳遞訊息，創造正面的影響了。此外，透過覺察練習，我們能夠明白潛意識自我是否接收到訊息，以及有沒有做出偏離原意的解讀。畢竟，呼吸法的重點就在於，保持對呼吸的覺知，而每一呼每一吸，都是在與內在溝通。

引導指南

- 每天進行覺察練習或進階覺察練習至少 5 至 10 分鐘。倘若你還沒對覺察練習上手，不要擔心。這是一輩子的習慣，你無須心急。對自己有耐心，享受沿途的風光。如果每天練習的時間超過 10 分鐘，也完全沒關係。

- 在一天之中要持續確認自己的呼吸狀態，同時注意姿勢。請記得平靜、健全的呼吸，能讓友愛處在安定且祥和的狀態。

- 請練習本章中提到的所有技巧，但儘早創造出專屬於你的日常「喜愛清單」。儘管你可以在剛開始練習時，每天都將所有技巧練過一遍，但比起同時練習七到八個技巧，將注意力集中到三至四個技巧上，並多次反覆練習，效果可能會更好。無論如何，這是你與內在建立起關係的重要階段。請確實地探索我們內在那份美好的夥伴關係！

- 給你一個有趣的挑戰：請觀察自己的心跳，再運用本章所指導的技巧來加速或放慢心跳。同時，思考我們對心率的理解，以及其在自律神經系統羅塞塔石碑中的作用。但你在嘗試時，不要只關注數字。請同時運用你的內感受，全面性地剖析潛意識自我是如何解讀你的訊息。

第 **10** 章

究竟，該用「鼻子」
還是「嘴巴」呼吸？

我不知道你對自己的鼻子有什麼看法，但我覺得它真的棒呆了。鼻子會過濾、加濕，並調節每一口吸進來的空氣的溫度。但有很多時候，我們人類卻選擇使用嘴巴呼吸，而不使用鼻竇。這是為什麼？

絕大多數的人並沒有意識到，用嘴巴還是用鼻子呼吸，是一件很重要的事，所以根本不會去思考兩者的差異。以嘴呼吸的阻力較小，所以很多人會因為這麼做更簡單，而選擇用嘴巴呼吸。這點對演講者或經常需要說話的人來說，尤其貼切。但用嘴巴呼吸，就等同於拋棄能讓我們每一口呼吸更健康、更有效率的呼吸專用生理構造。

事實上，以嘴呼吸是造成呼吸失能的常見原因。而理由正是因為，它缺乏了用鼻子呼吸時會經歷到的那股阻力。鼻子呼吸產生的阻力，比用嘴巴呼吸多了 50%，所以能鼓勵橫隔膜更有效率地運作，並讓每一次的吸氣都能在肺部製造出較高的真空程度。而此一差異能讓氧氣的吸收率提高 10% 到 20%。鼻子吐氣則能在吐氣過程中提高肺部內的壓力，從而改善氣體的輸送。[1] 因此，即便在吸氣需求提高下，鼻子呼吸仍遠勝過於用嘴巴呼吸。

當我們用鼻子呼吸時，可以同時吸進一氧化氮。這是一種由鼻竇釋放的血管擴張誘導分子，能透過每一次的呼吸，進入肺部，放鬆並打開我們的呼吸道，維持肺泡的擴張和健

康。[2] 這對於舒緩肌肉張力、肺內循環、黏液的產生等肺部抵抗病原體的第一道防線，皆有正面效果。[3]

另一方面，我們用嘴巴呼吸進來的氣體，並不會通過鼻甲（turbinate），亦即鼻竇內三塊黏膜組織，外觀上看起來就像是細長的貝殼，這也是為什麼有時候它會被稱作「con-chas」（按：西班牙文字義是貝殼、蚌殼）。然而，鼻甲能加濕、溫暖並過濾通過鼻竇的氣體，並以黏膜部分攔阻顆粒，將可能刺激到呼吸系統其他部分的潛在刺激物與威脅去除。因此，當我們用嘴巴呼吸時，反而會將粗糙的原始空氣直接送進肺部，讓每一次的呼吸都籠罩在過敏、發炎與感染的威脅之下。

至於胸腔呼吸，則是一種相當常見的呼吸失能，亦即在呼吸時僅使用呼吸流的上半部，將肺部氣體交換率最好的兩個部位排除在外，並向潛意識自我發送出你正處於危險之中的訊號。由於肺的上段三分之一部分，在氧氣吸收率上表現最差，因此若想依靠胸腔呼吸來達成健全呼吸的氣體交換率，每分鐘的呼吸次數就必須增加。當呼吸變快，尤其是啟動了呼吸流中往往與逃離肉食動物追捕有關的呼吸位置時，就會啟動自律神經系統，讓身體變成由交感神經來主導。儘管你可能只是單純地坐在辦公桌前，但潛意識的你卻已經做好了面對潛在危險的準備。當我們以嘴巴呼吸時，還會釋放

過多的二氧化碳，而這可能會導致二氧化碳耐受度下降。在第十一章的二氧化碳耐受度訓練裡，將會更深入地解釋此點。而這帶來的後果就是對二氧化碳的敏感度變高，容易誘發快而不穩定的呼吸模式，並讓潛意識自我再次接收到壓力與潛在危險的訊號。

有些呼吸法會採用嘴巴呼吸，有些則以鼻子吸氣，嘴巴吐氣。儘管後者確實比單純依賴嘴巴呼吸來得好，但最理想的情況，仍然是每時每刻，都只用鼻子呼吸。儘管這麼做有些困難，一開始甚至還會有點痛苦，但在本章裡，我們將學會，即便在運動或劇烈呼吸的情況下，仍能百分之百使用鼻子呼吸的策略。研究顯示，透過嘴巴來吐氣時，吐出來的水氣會比用鼻子吐氣多上 42%。[4] 這不僅會牽動運動員的表現，而且對任何一位想要進行深度呼吸（無論是後文提到的呼吸法，還是如今流行的各種呼吸模式）的人，也會造成影響。吐氣有助於維持鼻竇的溫暖、潮濕與適應性，因此儘管使用鼻子吸氣、嘴巴吐氣的方法，比單獨使用嘴巴吸吐來得好，但前者經證實會導致鼻塞，並減少我們的鼻腔容量。[5]

基於此點，請向自己保證，你會盡最大的努力只用鼻子來吸氣跟吐氣。儘管這麼做一開始或許有點困難，但身體漸漸地就會習慣。很快的，你就會變成家庭聚會上最奇怪的那名親戚，喜歡炫耀自己能超級快且完整地透過鼻子吸氣、吐氣。

但在那天到來之前，讓我們先來探討多數人都適用的策略。

運動時，怎樣呼吸才健康？

提高鼻腔呼吸容量的最有效方法，就是在運動時百分之百以鼻子呼吸。許多人一踏上跑步機就會張開嘴巴呼吸，因此一開始，以鼻子呼吸或許會感覺有點怪。儘管如此，很快地你就會發現光靠鼻子呼吸，就能讓你進行很多活動，即便這還只是你第一次嘗試。

關鍵就在於，運動的速度要困難到足以讓你需要張大鼻孔，但又不至於難到讓鼻子發出噴氣聲或讓耳膜脹痛。請將頭一、兩週視為恢復鼻子能力的升級過程。身體快速適應的能力，絕對會讓你嘖嘖稱奇。儘管本章還包括了其他技巧，但運動能充分解鎖鼻腔潛力，是提升鼻腔呼吸能力的有力方法，這點再怎麼強調都不為過。很快的，你就能在百分之百依賴鼻子的情況下，進行 HIIT、衝刺等各式各樣的劇烈運動。請記得，鼻子呼吸可促進健全呼吸的實現，從而帶來更優異的氣體交換，還能在每一次呼吸中吸入一氧化氮，促進血液循環。而且，用鼻子呼吸，不僅能發揮出呼吸的最大效益，還能減少水分的流失，這對運動員的表現很重要。

用鼻子呼吸，讓身心更有活力和能量

在從事需要快速吸氣的活動時，我們經常會切換到嘴巴呼吸。我在大學任教超過十年，還記得當時每天回到家，總是筋疲力竭。但我沒有意識到的，是我講課時，總是用嘴巴呼吸。還有，我在跟學生開會時，也是用嘴巴呼吸。而我跟同事開會討論事情時，還是用嘴巴呼吸。一整天都透過嘴巴進行吸氣和呼氣，變成我一直在用胸式呼吸，不斷地讓自己處於壓力狀態。但我對此渾然不覺，直到開車回家後，所有的感受才突然襲來——我累壞了！之後，我刻意在說話時以鼻子去呼吸，才發現原來一天結束時，我還可以保有這麼多的體力。一開始，為了在說話時也用鼻子呼吸，換氣時會停頓太長、不太自然。但很快的，一切就變得自然。要不了多久，這種停頓就變得難以察覺，因為經常性地使用鼻子，會讓鼻腔變得更通暢。在日常生活中培養鼻呼吸習慣時，就算是在那些看似用嘴巴呼吸更自然的情況下，也不要忘記訓練自己用鼻子去呼吸。

熟練了，就再也不會懷念嘴巴呼吸的日子

許多人之所以投入呼吸法，是因為他們希望能練習那些讓人感覺通體舒暢的深呼吸練習。而人們經常因為某些原因，開始使用嘴巴呼吸，並認為用鼻子很難完整地呼吸，或如嘴巴那樣快速地吸吐。倘若你也有同感，那麼你唯一能做的，就是接受在你的鼻子完全適應之前，你都無法呼吸得那樣順暢，而你必須放慢腳步。最終，你能用鼻子快速地呼吸，也能完整地做每一口呼吸，而且再也不會懷念用嘴巴呼吸的日子。

儘管如此，就算無法一次到位、學會鼻吸鼻吐，至少暫時改用鼻子吸氣、嘴巴吐氣。接著，當你感覺能舒服地用鼻子呼吸時，再改成以鼻子吐氣。也許你可以在一開始時，每兩次呼吸中就有一次用鼻子吐氣，然後慢慢地你就能連續在五次呼吸中，百分之百使用鼻子。要有耐心，勤奮練習。我們的目標是百分之百地使用鼻子呼吸。

「閉嘴」，才能好好睡

為了矯正嘴巴呼吸的習慣，我會建議學員，入睡時，以

膠帶貼住嘴巴，但我也最常收到學員對此表達抗議。然而，他們在進行一週後，往往會回來感謝我。畢竟，很多人平常能用鼻子呼吸，但在睡著後，嘴巴會打開，於是整個晚上都變成用嘴巴呼吸。然而，這會刺激支氣管、細支氣管和肺泡。而且也會導致一個人的二氧化碳耐受度下降，誘發更快且不規律的呼吸模式。儘管在白天以鼻子呼吸能在某些程度上，降低此情況的發生，但在夜裡用嘴呼吸卻會讓練習者無法將鼻子的潛能徹底激發出來。此外，還可能導致壓力睡眠，這個問題的後果就嚴重多了。或許這樣的情況對你來說很熟悉：處在壓力睡眠狀態下的人，會在睡了 8 個小時後，起床時依舊感到疲倦。倘若你就是這樣，請在睡覺前用膠帶將嘴巴貼起來，以確保自己睡著後不會用嘴巴呼吸。一點點的膠帶就夠了，用到防水膠帶就太過頭了。

你呼吸的空氣乾淨嗎？

你無法透過鼻子好好呼吸的另一個原因，就是因為你已經慣於呼吸品質不佳的空氣。鼻竇經常因為極乾、極冷（或又乾又冷）的空氣而發炎。我會建議你將家中的濕度維持在 30% 至 50% 之間。要是濕度超過 50% 可能會導致黴菌，甚

至衍生出一連串的問題。而濕度低於 30% 則可能會刺激鼻竇，或致使其發炎，讓呼吸變得更困難。尤其要維護臥室的空氣品質，畢竟你有三分之一的時間都在這裡呼吸著。而在過敏季節高峰或家中灰塵較多時，使用空氣清淨機也很有效。

「鼻呼吸」，是你能給孩子的最好禮物

假如你是爸媽，你能給予孩子最寶貴的禮物，就是鼓勵他們用鼻子呼吸。儘管人類很容易因為坐在椅子上和窩著使用手機，而累積不少功能失調症，但提醒孩子用鼻子呼吸至少能幫助他們維持健全的呼吸，也不容易過度換氣（長年下來，會導致壓力上升）。多麼希望我能回到過去，告訴從前的自己，有太多的壓力都是我用嘴巴呼吸所引起的！雖然有非常多家長會問我「哪一種呼吸技巧最適合孩子」，但我最常給的建議，就是加強鼻子呼吸。他們不必坐著練呼吸法、還要一邊專心計時（這通常要年紀更大後，才會開始練習），光是「鼻子呼吸」這個習慣，就能維持友愛的健康，有效舒緩壓力。

從呼吸調整身心實驗室 8

　　除非用鼻子呼吸會導致你疼痛或誘發嚴重不適症狀，否則從現在開始，請下定決心都只用鼻子呼吸。倘若你覺得自己在使用鼻子呼吸上有生理障礙，請安排耳朵、鼻子與喉嚨方面的檢查，尋求醫生的協助。

　　在運動的時候，請有意識地努力用鼻子呼吸。倘若你可以運動但當前沒有運動習慣，請找出適合自己的運動，運動是另一種能幫助友愛維持在最健康狀態的方法。在運動的時候，請盡最大的可能以鼻子去呼吸。要是你還是需要用嘴巴呼吸，可以先從用鼻子吸氣、嘴巴吐氣開始。如果這樣的調適仍然無法讓你繼續運動，你可以選擇減緩運動強度一陣子，好讓鼻子追上其他的友愛，或先用嘴巴呼吸，繼續運動。話說回來，最好避免使用嘴巴呼吸，除非你正在比賽，且最好只在比賽快要結束時的衝刺或關鍵時刻才這樣做。

引導指南

- 每天用 10 分鐘進行覺察練習，倘若時間許可或你想要，

可自由延長練習時間。

- 一天之內，持續追蹤自己的呼吸狀態與姿勢。盡可能多抬頭，肩膀後展，並盡量多收縮臀肌。透過簡單地放鬆經常收緊的肌肉群，並收緊經常放鬆的肌肉群，就能為你的姿勢、甚至是呼吸功能，帶來極大的好處。

- 持續練習你最喜歡的技巧，同時留心你的呼吸方式與這個技巧結合後，能對訊息產生什麼樣微妙的變化。在剛開始學習一門語言時，我們需要花一點時間才能掌握正確的語氣與語調變化。而潛意識自我給予你的回應，能幫助你了解自己進步的程度。

第 11 章

其實，
你的身體需要更多二氧化碳

「我們重新測一次。」曼紐爾堅持地說道，看來對自己得到的結果很不滿意。他看著周圍的人，大家顯然也都很驚訝。我剛為一群武術家進行了二氧化碳耐受度的測試，而曼紐爾就跟許多在這項測驗中拿下低分的認真運動員一樣，非常不滿意這樣的結果。

我經常對一群希望能取得優勢的運動員進行解說。出於競爭意識，他們願意從事最艱難且痛苦的訓練，只要這麼做能展現自己最強悍的那一面，並撐得更久。然而，這樣的競爭意識往往也讓他們在首度發現自己的弱點時，變得難以接受。儘管在心底深處，他們明白「找出弱點」才是讓自己成為運動場上最強者的關鍵。

曼紐爾抱著「成為世界上最強巴西柔術選手」的宏大心願，搬到美國。他在芝加哥相當有名，而我那天正好去到那裡演講，但令他吃驚的是，他在本章稍後即將介紹到的測驗中，只拿到很低的成績。

對運動員而言，其表現會取決於生理系統對體內二氧化碳的耐受程度。畢竟，一旦體內的二氧化碳濃度增加，就容易感到喘、上氣不接下氣，運動表現卡關。話說回來，不是只有運動員，才要注意這件事。我們每個人都和二氧化碳這個氣體分子，有密切關係。而我們對它的耐受度，又會影響我們與友愛的關係。幸好，曼紐爾在練習本章學到的技巧

後，提高了自己的二氧化碳耐受度，你也同樣可以。我們不過是需要把潛意識自我「送進健身房」罷了。

原來，氧氣並不是調節呼吸的關鍵

要想了解自然呼吸為什麼會在不同的情況下加速或變慢，我們首先必須了解呼吸作用，亦即我們的細胞透過氧氣途徑來製造能量的過程。

要理解呼吸作用，可以從粒線體談起，也就是俗稱的「細胞發電廠」。在呼吸作用中，粒線體可以利用葡萄糖和氧氣製造腺苷三磷酸（ATP）。而 ATP 也是細胞的能量來源，一旦 ATP 不足、我們甚至會死亡。而這個過程的副產品，就是二氧化碳。你或許還記得，這就是肺部在呼吸時，用來換取氧氣的氣體。

呼吸就是一個永無止盡的氧氣與二氧化碳交換過程，由腦幹中的化學受器監控著。然而，你或許會很驚訝，我們之所以想呼吸，並不是因為血液中的氧氣含量減少。相反的，當腦幹中的化學受器偵測到血液中的二氧化碳含量上升時，我們就會出現呼吸的衝動。倘若此刻的你屏住氣息，慢慢地你會注意到潛意識自我那微弱、漸漸地又變得沒那麼微弱的

訊號，告訴你該呼吸了！假如你閉氣太久了，潛意識自我就會衝出來，奪走呼吸的控制權，強迫你呼吸。儘管我們能有意識地控制呼吸，但最終還是會由潛意識自我掌控大局。

當我們感受到壓力且交感神經系統活化時，為了讓身體能逃離或對抗潛在危險，呼吸作用就會加速，好讓身體獲得更多能量，同時製造出更多的二氧化碳，並引發更強烈的呼吸衝動。當這個情況出現時，我們的呼吸往往會比平常急促。在絕大多數的人類歷史上，這些額外的能量可以讓我們做好準備，幫助身體狩獵、戰鬥或逃過危難。一旦威脅解除後，交感神經就不會那麼活躍，二氧化碳的製造也變少，自然而然地降低呼吸衝動。然而，在現代社會下，長期不受控的壓力導致我們的交感神經系統總是處在活化的狀態，這也讓人們的呼吸比該有的速度還快。

除此之外，較快的呼吸會讓我們有更高的生理激發，因為如同我們學過的，快速的呼吸會傳遞出壓力的訊號。倘若不去控制這樣的循環，我們就會處在高度焦慮中，甚至誘發恐慌症狀。這也解釋了為什麼每一天，都有必要時刻覺察潛意識自我對當前狀態的看法。我們真的需要提神醒腦嗎？倘若不是，我們就該用安撫、平靜的方式，來與內在說話，注意每一次呼吸的語氣和語調變化。

然而，倘若我們強迫身體進入根本承受不了的超慢節

奏，卻可能會因為二氧化碳提升，而出現難受的窒息感。此種窒息感恐怕會帶來壓倒性的恐慌與恐懼，[1] 因為潛意識自我深信我們就要窒息了。因此，最自然的重大反應，就是啟動交感神經系統，確保你具備力量，能逃離那阻礙著你呼吸的原因。當這樣的情況發生後，我們會產生更多的能量，卻也製造出更多的二氧化碳，導致情況變得更糟。

因此，很重要的一點是，在練習前一章所教到的技巧（加上你正處於壓力狀態），要慢慢延長呼吸節奏，以免產生窒息反應。在執行時，請溫柔地挑戰呼吸的欲望。

二氧化碳不是敵人

儘管二氧化碳或許只是呼吸作用下的副產品，卻也是維持生命所必須的事物。簡單來說，當血液中的二氧化碳過低時，紅血球就無法運送氧氣到身體組織。這是因為波爾效應（Bohr effect）。該現象是由丹麥生理學家克利斯蒂安·波爾（Christian Bohr）於 1904 年首度提出。另一方面，假如我們能容忍更高程度的二氧化碳，我們將氧氣釋放到細胞中的能力就會提升，這也意味著忍受高程度的二氧化碳將會成為我們的優勢。

二氧化碳是血管的擴張劑，它能打開血液通道，允許健康的血液流動。因此，提升二氧化碳耐受度不僅能讓紅血球將氧氣輸送到身體組織，更可以疏通血管，讓這些細胞能前往需要它們的地方。要是二氧化碳濃度偏低（血二氧化碳過低症〔Hypocapnia〕），我們會出現血管收縮和組織缺氧的情況，呼吸速度也會比平時來得更快，導致我們傳遞出痛苦的訊號，讓交感神經系統活化。令人難過的是，這樣的情況遠比多數人意識到的更普遍。

現代人為何深受過度換氣所苦？

呼吸語言的真諦，就是讓友愛能與你肩並著肩，組成一支最強勁的團隊，實現最健康的你。儘管如此，這個世界上有太多的友愛忍受著差勁的夥伴關係，只因現代社會中一個極為常見的現象：過度換氣。

過度換氣是一種相當常見的呼吸失能，導致我們吐出超過當前情況所合適的二氧化碳量。如同許多現代疾病，我們可以找到那個只有在現代社會下，才會遇到的問題源頭。而在過度換氣這件事上，問題的源頭就是那個許多人小時候就知道、且喜愛的一樣事物：碳水化合物。

你曾經有過不小心吃下過量碳水化合物，然後發現自己呼吸劇烈，儘管你根本沒在運動？這是因為攝取過量碳水化合物，導致呼吸性酸中毒，[2] 也是現代飲食中相當普遍的情況。一旦攝取了過多的碳水化合物或糖分，血液中的二氧化碳含量就會上升。而腦幹中的化學受器接收到這樣的情況，就會讓我們呼吸得比平常來得更快且用力。對許多現代人來說，這樣的情況太普遍了，導致我們只能去適應快速呼吸。如同我們可以訓練自己進行健全呼吸般，我們也可能在不知不覺中，訓練自己變得呼吸失能。當過度換氣成為一種習慣，即便不需要，我們仍可能會過度換氣，拉低平常的二氧化碳水準。漸漸的，我們的腦幹習慣二氧化碳的濃度不能太高，並變得很敏感。這意味著你更容易出現呼吸的衝動，導致平常的呼吸速度更快。

過度換氣會誘發更嚴重的過度換氣。當我們的二氧化碳敏感度變高，就會呼吸更快。如同我們學到的，呼吸越快，潛意識自我就會接收到更多的壓力訊號。我們活化了交感神經系統，讓自己被壓力籠罩。而此種高壓的環境也經常使我們呼吸更快，因為潛意識自我不斷為著潛在的危險做準備。於是惡性循環開始了。不久之後，我們發現自己呼吸沉重，害怕的我們於是加快了呼吸，導致交感神經系統活動得更為劇烈。這樣的情況可能會導致恐慌發作或昏倒，後者是因為

血液中的二氧化碳濃度降得太低，讓大腦缺氧到甚至失去意識。

　　儘管多數換氣過度的人沒有經歷過恐慌發作，但他們卻在日常生活中承受著高於自己本該經歷的壓力程度。如同前面所討論過的，長期處於壓力下會導致皮質醇濃度上升，最終致使炎症頻發、免疫系統變差及高血壓等症狀。雖然二氧化碳能舒張血管，但對過度換氣者而言卻毫無意義，因為他們體內的二氧化碳濃度一直很低。總結來說，二氧化碳耐受度過低肇因於過度換氣，而過度換氣是我們與友愛產生嚴重脫節的一項原因。

　　研究證實，血液中二氧化碳濃度下降會導致大腦與心臟血管收縮，從而讓進入腦部的血液減少 50%，使得腦部獲得更少的氧氣與葡萄糖，還會讓腦細胞變得更亢奮。研究也證實，血液中二氧化碳的濃度過低，會導致細支氣管的平滑肌收縮，讓呼吸變得更困難且缺乏效率。[3]

　　好消息是，只要多訓練，像是運用我們已經學到的多種覺察練習（無論你是否進入到進階覺察練習，我**希望**你能每天勤練），就能改善二氧化碳耐受度。

提高身體對二氧化碳的耐受度，身心更強壯

30 歲時，我才開始正視自己的健康問題。在此之前，我的狀態很糟。但是，如果跟身材練得很好的朋友一起去健身房，他們總是逼得我只想落荒而逃。直到我獨自去健身後，才開始用漸進的方式，增加健身強度，並得到不錯的健身成果，這讓我願意每天都上健身房。而不是在一次訓練中，就想取得大幅進步，這反而讓我信心盡失且一事無成。真正的成功需奠基於長久的勤奮，無法一蹴可幾。

我之所以選擇於此刻向你說起這件事，是因為現在的你必須讓潛意識自我上健身房。在此情況下，你會有意識地提高二氧化碳水平，並可能導致潛意識自我出現不舒服的感受。所以，你要注意的就是，別讓自己難受到排斥日後訓練就好。

面對友愛，行動要比空談好。如同我們必須刺激自己的肌肉好讓其更強壯，我們也必須挑戰自己的二氧化碳耐受度以強化此能力。在開始之前，先讓我們確認友愛是否也做好了準備。

測量你的二氧化碳耐受度

測試二氧化碳耐受度的最簡單方法，就是進行二氧化碳吐氣測試。這是運動員和呼吸訓練員最常使用的方法，因為這個方法簡單到不可能出錯。這是資深健身教練麥肯錫教我的。方法就是全力深呼吸一口氣，然後測量你能將吐氣時間拉到多長。在測驗開始前，請正常呼吸。在你閱讀以下說明時，請不要立刻模仿。請正常呼吸以獲得正確的測驗結果。此外，你會需要計時工具。

步驟 1：用鼻子深吸一口氣，然後吐氣至自然肺狀態。

步驟 2：等待，直到你出現呼吸的衝動，接著再次深吸一口氣，吐氣至自然肺狀態。

步驟 3：等待，直到你出現呼吸的衝動，接著用鼻子深深吸氣直到滿肺。

步驟 4：用鼻子吐氣同時按下計時器，看你可以把氣吐得多慢及多久。

當下列任何一個情況出現，請停下計時器：

- 完全沒有氣了。
- 吞口水。
- 吐氣時的氣流出現中斷。

時間就是你的成績。

測驗結果

0 秒到 20 秒：**二氧化碳耐受度極差。**倘若這是你的成績，你或許需要改天再測試一遍，以確保結果正確。許多人在壓力極大或生病時，測出來的秒數會很低。倘若你的成績確實如此，那麼在開始二氧化碳耐受度訓練之前，你必須先讓計時結果進步到至少有 20 秒。我會推薦你做有氧運動來改善二氧化碳耐受度，這是自然提高秒數的最佳方法。盒式呼吸法與底三角呼吸法或許也能帶給你極大的助益。倘若你在計時結果進步到 21 秒之前，就毅然決然地展開二氧化碳耐受度練習，那麼比起進步，你恐怕會為自己帶來許多壓力。

21 秒到 40 秒：**現代人的平均值。**這個成績意味著你可以直接進入本章所教的二氧化碳耐受度練習。你還有很大的進步空間，準備好迎接挑戰！

41 秒到 60 秒：**二氧化碳耐受度佳。**這是相當健康的範圍。你可以透過訓練更上一層樓，但這個成績代表你的呼吸模式通常很放鬆且平穩，且只要努力就能在某種程度上放慢呼吸。

61 秒到 80 秒：**超優秀。**這是超級棒的成績，許多人要經過訓練才有可能達到此程度。在此情況下，你的自然呼吸

緩慢且平穩，呼吸量也很少會超過自己所需。而且你的抗壓性也很好。

81 秒以上：大師級。這代表你很適應二氧化碳，且你抗壓性很強。

日常練習指引

一般而言，將二氧化碳耐受度訓練當成早晨的第一件事，是最好的。這能幫助你避免因為吃東西、喝咖啡或面臨壓力而導致體內二氧化碳升高。倘若你選擇於一天之中的其他時間進行測試，請確保距離飯後一個小時，並每次都在同樣的時段內進行訓練，以正確觀察長期的改變。另一方面，基於種種原因，一天之中，體內製造的二氧化碳會出現改變。這也會影響成績。因此，把計時結果當作評量自身狀態的粗略參考就好，並預期每一次都可能出現些微變化。

現在，你知道自己的二氧化碳耐受度了，讓我們透過練習好取得正面成果，並改善你的二氧化碳耐受度。

二 氧 化 碳 耐 受 版 覺 察 練 習

溫馨提示：最好不要在剛吃完飯後進行二氧化碳耐受度訓練。請休息至少一個小時，以確保食物消化完畢，且二氧化碳的產製也恢復到正常水準。

在二氧化碳耐受版覺察練習中，我們會像平常一樣練習覺察，只是同時減少呼吸量，溫和地提高體內的二氧化碳濃度。這會使你產生想要大口呼吸的衝動，但倘若你能冷靜地抵抗衝動，在練習全程維持較高的二氧化碳濃度，就能挑戰潛意識自我，使其接受更高程度的二氧化碳，從而提升二氧化碳耐受度。值得注意的重要一點，你可能會出現些微的窒息感受，但這只是幻覺，你的血液中有充足的氧氣。你只是提高了體內的二氧化碳濃度，因此產生呼吸的衝動。當然，如果你想確認這一點，也可以到藥局購買脈搏血氧儀，來檢測血氧含量。

1. **像平常一樣開始覺察練習**。一開始，在不受干擾的地方進行練習很重要。

2. **吸氣，專注於吸氣的每一處細節。**

3. **吐氣，專注於吐氣的每一處細節。**

4. **保持自然肺閉氣，並專注於內在覺察**。請先進行 1、2 分

鐘的覺察練習，讓自己如平常那樣，充分覺察內在的狀態。

5. **減少每一次呼吸的量**。在 1、2 分鐘的覺察練習後，請在不改變呼吸速度的前提下，減少每一次呼吸的量，盡可能只運用到最少的呼吸流。此處的目標是用最少的呼吸流呼吸，在不會感覺空氣不足的情況下，盡可能將呼吸量降到最低。在你找出這個狀態後，請停留在此狀態下約莫 1 分鐘。我們正試著找出感覺空氣不足的臨界點。

6. **緩慢地減少呼吸量，以創造出空氣不足的感受**。起初這種感受會很難衡量，但只要勤加練習就能掌握。訣竅就是漸進地進入空氣不足的狀態，千萬不要驟然改變。只需要一點時間，身體就會適應血液中新的氣體水平。另一方面，即便你在練習之初，不會覺得呼吸不到空氣，但只要保持約莫 1 分鐘，這種感受就會明顯到你一定會去注意。保持冷靜，盡可能維持平穩且溫和的呼吸。

7. **繼續練習、保持覺察，同時提醒自己，「你非常安全」。**而在你做二氧化碳耐受版的覺察練習時，請記得你的目標是訓練潛意識自我熟悉此種呼吸困難的感受。這個過程最好要溫和，不要操之過猛。我們的目標，是打造能讓自己持續進步的例行練習。

若你不小心從空氣不足的狀態中脫離，不要擔心。只要慢

慢重新進入狀態就好。記住，這只是練習，而不是表演。你的技巧會進步，但練習永遠都不能停。練習的成果奠基於勤奮。

8. **在練習中，請保持這股對空氣的渴望，至少 10 分鐘。**雖然你想練習多久都可以，但要大幅進步，至少要練習 10 分鐘。那麼，5 分鐘的練習就沒有意義嗎？當然不是！然而，請盡可能挑戰自己，把時間延長到 10 分鐘。你也可以一天之內進行多次練習，好加快進步。

跟著練習，訓練身體對二氧化碳的適應能力

基本上，任何能讓你在保持冷靜之餘，還維持溫和呼吸衝動的技巧，都能提高友愛的二氧化碳耐受度。下面是許多練習者最喜歡的技巧。

臨界點呼吸法

一般來說，身體需要 1 分鐘左右，才會適應血液中新的氣體水平。所以，要是一開始野心過大，原本覺得還承受得

了的呼吸節奏，很有可能在後面演變成無法抑制的呼吸衝動。因此，在進行二氧化碳耐受度練習時，我們總是先從「找到臨界點」開始。這意味著我們會以一種差一點點才會感覺到呼吸困難的節奏與呼吸量，練習1、2分鐘。在降低呼吸量之前，我們要試著先讓自己處在此種臨界點1分鐘左右。這有助於校正我們的訓練體驗，提高訓練成果。

另一方面，你一整天都可以練習臨界點呼吸法，或是在練習調節自律神經的技巧時，也可以搭配臨界點呼吸法。這個方法能讓你只呼吸自己需要的空氣量，不會過度換氣。

二氧化碳耐受版平衡呼吸法

在二氧化碳耐受度訓練中，加入平衡呼吸法既簡單又方便。當我們以5，0，5，0的節奏呼吸，不僅可以訓練二氧化碳耐受度，還可以訓練 HRV。在二氧化碳耐受度訓練中。很適合加入平衡呼吸法，因這個技巧很容易學，也能直接上手。

二氧化碳耐受版平衡呼吸法練習

1. 保持脊椎中立，以鼻子吸氣 5 秒鐘，並在舒適的前提下，盡可能使用最少量的呼吸流。

2. 以鼻子吐氣 5 秒鐘，放鬆氣息。

3. 保持「呼吸量略微不足、但又可以忍受」的狀態 1 分鐘後，請輕微地降低呼吸量。

4. 維持輕微的空氣不足狀態 10 分鐘。

　　「二氧化碳耐受版平衡呼吸法」可以說是呼吸語言中的基本功，因其能幫助大多數練習者輕鬆找出「呼吸量略微不足、但又可以忍受」的感覺。

二氧化碳耐受版底三角呼吸法

　　對於不希望呼吸速度出現變化的練習者而言，底三角呼吸法相當有用。儘管二氧化碳耐受版覺察練習包含了底三角呼吸法的所有元素（吸氣、吐氣和停頓），但其不需要保持特定呼吸節奏，導致部分練習者為了適應較低的呼吸量會在無意間，調整原有呼吸速度，造成練習效果下降。而使用節拍器並數秒，能避免我們因為呼吸的欲望，而不自覺地改變

呼吸方式。時間可定為 4，0，4，4 以上，而我們的目標是以較低的呼吸量（但不至於缺氧），來展開練習。

二氧化碳耐受版底三角呼吸法練習

1. 在脊椎中立與最少呼吸流狀態下，吸氣 4 秒鐘。
2. 吐氣 4 秒鐘至自然肺狀態。
3. 在自然肺狀態下屏息 4 秒鐘。
4. 重複步驟 1 至步驟 3 至少 1 分鐘。
5. 保持「呼吸量略微不足、但又可以忍受」的狀態 1 分鐘後，再慢慢減少呼吸量。
6. 維持輕微的空氣不足狀態 10 分鐘。

日常練習指引

自然肺閉氣是提高二氧化碳濃度的好機會，但缺乏訓練有可能會導致失控。不過許多練習者認為，二氧化碳耐受版底三角呼吸法中的自然肺閉氣，有助於放鬆。而在二氧化碳耐受度訓練中，「保持放鬆」很重要。請用任何能幫助你放鬆的技巧，以承受體內更高的二氧化碳含量。

大底三角呼吸法

　　部分練習者會練習底三角呼吸法的變化形，也就是大底三角呼吸法，其節奏為 4，0，4，8 或更長。而在這個練習中，「要趕快呼吸」的衝動會比較強烈，練習的難度較高。但如此一來，進步的速度也會更快。不過，要記住，重點是持之以恆，而不是一味追求強度，這樣反而欲速則不達。

大底三角呼吸法練習

1. 請在脊椎中立與最少呼吸流狀態下，吸氣 4 秒鐘。
2. 吐氣 4 秒鐘，至自然肺狀態。
3. 在自然肺狀態下屏氣 8 秒鐘。
4. 重複步驟 1 至步驟 3 至少 1 分鐘
5. 保持「呼吸量略微不足、但又可以忍受」的狀態 1 分鐘後，再慢慢減少呼吸量。
6. 維持輕微的空氣不足狀態 10 分鐘。

　　但此一變化版的底三角呼吸法，需要一定程度的技巧，只適合練習過二氧化碳耐受版底三角呼吸法的人。畢竟，延

長自然肺閉氣時間，會引發更具挑戰性的呼吸困難感受。不過，只要你能忍受並保持冷靜，一切就不會有問題。

二氧化碳耐受版比例呼吸法

由於提高二氧化碳的濃度會使潛意識自我感受到壓力，因此對許多人來說，調整呼吸節奏，並保持吸氣和吐氣的比例，能有效安撫潛意識，讓它知道「一切都很好」。同理，4，0，8，0 的呼吸節奏適合多數人，但你可以根據自己的舒適度調整。

二氧化碳耐受版比例呼吸法練習

1. 在脊椎中立的狀態下，盡可能地將呼吸流的使用降到最低，用鼻子吸氣並數到 4。
2. 緩慢地吐氣並數到 8。
3. 重複步驟 1 和步驟 2 至少 1 分鐘。
4. 保持「呼吸量略微不足、但又可以忍受」的狀態 1 分鐘後，再慢慢減少呼吸量。
5. 維持輕微的空氣不足狀態 10 分鐘。

許多人認為，由於比例呼吸法中，吸氣與吐氣的節奏差異較大，所以很難套用到二氧耐受度訓練上。儘管如此，此技巧仍值得一試。尤其如果你想在很焦慮的時候，仍訓練自己提升二氧化碳耐受度。

量身打造屬於你的二氧化碳耐受度訓練計畫

儘管沒有所謂的「完美」二氧化碳耐受標準，但一般而言，越高總是越好。可是我們一天的時間很有限。因此為了幫助你開始，不妨將下列的計畫視作參考。

起床時：進行 10 分鐘的二氧化碳耐受版覺察練習。
下午 3 點：進行你喜歡的二氧化碳耐受版練習 10 分鐘。
睡覺前：進行 10 分鐘的二氧化碳耐受版覺察練習。

如想加強這份計畫，請在走路時練習臨界點呼吸法。你也可以自己加練習項目。儘管你想花多少時間訓練二氧化碳耐受度都可以，但我的建議是一天訓練時間加起來不要超過 1 小時。

二氧化碳耐受度如何影響運動表現？

　　人人都想提升自己的二氧化碳耐受度，但沒有人比運動員更能因二氧化碳耐受度的增加而受益。高二氧化碳耐受度的人具備較高的抗壓性，血液循環較好，氧氣運送到身體組織的效率更佳，而這些都能顯著地強化耐力與表現。

　　具有高二氧化碳耐受度的運動員進入賽場時，他們的呼吸通常很緩慢，這是因為他們能忍耐的二氧化碳濃度水平較高，因此身體出現呼吸欲望的時間會晚一點。這時，友愛能進入冷靜且全神貫注的狀態，降低生理激發的程度。用白話來解釋，這意味著高二氧化碳耐受度的運動員儘管也會經歷賽前的緊張不安，但他們的呼吸方式不會造成壓力，所以也能更冷靜、放鬆地上場。如此一來，也能避免常見的賽前或比賽初期腎上腺素大爆發、導致下半場的表現力不從心。而保持穩定的心理狀態，也能激發運動員的創造性思考，降低失誤。

　　而在運動時，體內的二氧化碳濃度也會增加。在最終衝刺時，擁有較高二氧化碳耐受度的友愛，能更長久地堅持住，直到最後才進入「喘不過氣」的狀態，而能忍受更高濃度二氧化碳的友愛，還能改善血液循環與氧氣輸送至細胞的效率。

在衝刺結束後，擁有高二氧化碳耐受度的運動員往往能更快喘過氣來，因為他們對呼吸困難的耐受性，讓他們能適應血液中較高濃度的二氧化碳。而恢復期較短，也讓他們能以更好的狀態進入下一場比賽。在那些有中場休息的高強度運動賽事中，那些二氧化碳耐受能力強的運動員，在進入下半場的時候，往往能恢復到比對手更好的狀態。

接受過二氧化碳耐受度訓練的人，賽後復原會比較快，因為他們的呼吸能更快地恢復至平常狀態，且在一天之中，他們的呼吸往往更為緩慢且放鬆，能啟動副交感神經，進入自然的修復機制。

將二氧化碳耐受度訓練，融入運動中

儘管前文所提及的技巧，能改善二氧化碳耐受度，但運動員還是必須在從事體能活動時，訓練二氧化碳耐受度，才能徹底感受到其中好處。你可以簡單地在走路、跑步或划船時，進行本章所提及的訓練。下面是簡單的範例，指導你該如何在運動中運用這些技巧。

如何在走路時，練習二氧化碳耐受版平衡呼吸法？

1. 為了計時，以每秒 1 步的節奏走路。
2. 用鼻子吸氣 5 秒鐘或 5 步，在舒服的狀態下，將呼吸流的使用程度減至最低。
3. 用鼻子吐氣 5 秒鐘或 5 步，放鬆氣息。
4. 減少呼吸量，以找出「呼吸量略微不足、但又可以忍受」的狀態。
5. 維持以上狀態 1 分鐘後，再慢慢減少呼吸量。
6. 維持輕微的空氣不足狀態 10 分鐘。10 分鐘後，請不要大口喘氣或深呼吸，而是進入臨界點呼吸法。
7. 試著繼續保持這種呼吸量略微不足的狀態，直到散步完。或是，你決定在步行中，再做一個 10 分鐘的二氧化碳耐受版平衡呼吸法。

　　加快走路的速度，能提高此練習的強度。請記得，更多的肢體活動會製造更多的二氧化碳，從而提高練習的挑戰性。一旦你把想呼吸的衝動提升到強度，就能更快看到成果。但要注意，還是要保持原來的呼吸節奏和呼吸量，更別

忘了，持之以恆才是關鍵。

1. 以穩定的速度開始跑步，請運用步伐或音樂來計時。試著維持一致的節奏。

2. 以鼻子吸氣 4 秒鐘，在舒服的狀態下，將呼吸流的使用程度減至最低。但啟動完整的呼吸流也是可以的。

3. 吸氣吸到適度飽滿即可，並停留 4 秒鐘。

4. 用鼻子或嘴巴吐氣 4 秒鐘，放鬆氣息。

5. 減少呼吸量，以找出「呼吸量略微不足、但又可以忍受」的狀態。

6. 維持以上狀態 1 分鐘後，再慢慢減少呼吸量。

7. 維持輕微的空氣不足狀態 10 分鐘。10 分鐘後，請不要大口喘氣或深呼吸，而是進入臨界點呼吸法（節奏維持自然即可，只須監測自己的呼吸量）。

8. 試著繼續保持呼吸量略微不足的狀態，直到你跑完步。或是，你決定在跑步時，再做一組 10 分鐘的二氧化碳耐受版頂三角呼吸法。

如何在划船時，練習二氧化碳耐受版底三角呼吸法？

1. 以穩定的節奏開始划船，以划行動作來計時。目標是維持步調的一致。

2. 以鼻子吸氣 4 秒鐘，在舒服的狀態下，將呼吸流的使用程度減至最低。但啟動完整的呼吸流也是可以的。

3. 用鼻子或嘴巴吐氣 4 秒鐘或划四次，放鬆氣息。

4. 維持自然肺閉氣 4 秒鐘。減少呼吸量，以找出「呼吸量略微不足、但又可以忍受」的狀態。

5. 維持以上狀態 1 分鐘後，再慢慢減少呼吸量。

6. 維持輕微的空氣不足狀態 10 分鐘。10 分鐘後，請不要大口喘氣或深呼吸，而是進入臨界點呼吸法（節奏維持自然即可，只須監測自己的呼吸量）。

7. 試著繼續保持呼吸量略微不足的狀態，直到你划完船。或是，你決定在划船時，再做一組 10 分鐘的二氧化碳耐受版底三角呼吸法。

　　上述三項二氧化碳耐受版練習，只是訓練範例。而走路、跑步或划船等穩定性的運動，之所以特別適合訓練二氧

化碳耐受度，是因為這些運動能在穩定的節奏下進行。理想上，在運動中進行二氧化碳耐受度訓練時，你的呼吸量應該是唯一的變數。透過控制呼吸量，來讓想呼吸的衝動越來越強烈，以提高二氧化碳耐受度訓練的強度。因此，儘管打籃球或網球時，也可以進行此類訓練，但由於運動強度不斷變化、消耗的體力也不等，可能會讓情況變得難以掌握。倘若你仍想嘗試，我建議在從事這些運動時，練習臨界點呼吸法。雖然難度比較高，但仍能提升你的二氧化碳耐受度。

提升運動表現！打造你的二氧化碳耐受度訓練菜單

同理，你要不斷嘗試，才能找出最適合自己生活和訓練目標的練習方式。以下日常範例，適合那些希望提升自己運動表現的人。

起床時：進行 10 分鐘的二氧化碳耐受版覺察練習。

主要運動：在走路、跑步或划船時，依個人喜好進行任意三組二氧化碳耐受版呼吸法練習。在每一組的間隔中，進行 2 至 5 分鐘的臨界點呼吸法。

下午 3 點：在走路時，依個人喜好進行任意的二氧化碳耐受版呼吸法練習 10 分鐘。

睡前：進行 10 分鐘的二氧化碳耐受版覺察練習。

如要強化訓練，可在一天之內的所有走路狀態下，練習臨界點呼吸法。你也可以依照個人喜好，增加訓練內容。

測試、數字與心態

你可以根據自己的偏好，頻繁地測試自己的二氧化碳耐受度。一開始，你能從二氧化碳耐受度的成績上，明顯感受到自己的進步，這也讓日常測試變得令人期待。但漸漸的，你會遇到瓶頸，好像二氧化碳的耐受能力受到限制，無法再提升了。但畢竟，我們是人類。到這個階段，多數人會偶爾才檢查自己的二氧化碳耐受度成績。要不要頻頻檢查計時結果取決於你，但不要過度執著在數字上。而是從本心出發，持續訓練下去。

二氧化碳耐受度越好，抗壓能力越強

隨著你對二氧化碳的耐受度逐步上升，抗壓性也會增強。這意味著在你被壓力擊垮之前，你所能應對的壓力程度

提高了。這能帶來許多好處，最重要的莫過於，抗壓性變強，就有辦法在壓力下保持清晰思維、做好決定。生命充滿了各式各樣的挑戰，而我們能否在壓力之下做出適當的決定，會影響最終的結果，甚至產生重大影響。所以說，將潛意識自我送進健身房、做二氧化碳耐受度訓練，不僅能提高我們的行動能力，更能幫助我們保持冷靜。

從呼吸調整身心實驗室 9

在經營內在關係的同時，也要顧到二氧化碳耐受能力、並花點時間來練習。透過本章的內容，你不僅能強化友愛，更能在練習你選擇的呼吸法時，提升訓練效果，改善每一次的呼吸。

引導指南

• 持續把呼吸法當成溝通方式，並根據第九章所學、打造屬

於你的呼吸語言。同時，循序漸進地練習不同的呼吸技巧，以改善與潛意識自我的溝通。別忘了，我們的呼吸方式，會大幅影響潛意識對訊息的解讀。呼吸技巧本身就好比是一段句子，而呼吸方式就是語調與狀態。這需要我們用一生的時光來學習，因此假如你進步得很緩慢，也不要感到挫折。但是無論如何，絕對不要敷衍了事。

- 每天至少做 10 分鐘的覺察練習。請隨自己喜好，在此一練習中加上二氧化碳耐受度訓練，但也請保留一點時間進行最原始的練習以及進階覺察練習。二氧化碳耐受版覺察練習會讓你比較難去觀察自己，也不太容易觀察思緒是如何影響你的友愛。因此用一定的時間來培養內在覺察，是非常重要的。
- 任何時候都要使用鼻子呼吸，一天之中，更要時不時地檢查自己的呼吸方法和姿勢。

第 **12** 章

感受心流、體驗快樂，
給想太多的你的呼吸處方

有很多人接觸呼吸練習，是從刻意做頻率又快又深的呼吸開始的。這種呼吸方式有許多名稱，有些人稱為「自主性過度換氣」。我則偏好使用「超級換氣」（superventilation）一詞，描述我們刻意以超過自己需求的速度來呼吸的情況。無論名稱是什麼，這種比平常快速且大量的呼吸，也是向潛意識自我發送訊息的一種方式。

在一般的情況下，呼吸比身體需要的更多或更快，絕對不是一件好事。我們才剛認識到經常性的過度換氣，會對二氧化碳耐受度帶來什麼樣的負面影響。然而，只要負責任地進行練習，同時顧慮到其對友愛的影響，超級換氣也能為你的練習及內在關係錦上添花。

超級換氣會觸發交感神經系統，降低血液中的二氧化碳濃度。而研究證實了交感神經活化，能促進內源性類鴉片（endogenous opioid）的釋放，一種能減輕疼痛並創造愉悅感受的物質。而長期降低二氧化碳濃度，則被證實會觸發意識狀態的改變。[1] 此外，超級換氣的技巧，也和創造「心流」及「進入狀態」有關。正是這些原因，讓超級換氣變得大受歡迎，卻也不幸地經常為人過度使用、濫用或誤用。

但是，只要負責任且適當地運用，超級換氣可以是幫助我們打破胡思亂想、提升整體健康，或單純帶來美好感受的絕妙方法。在本章裡，我們將探討如何運用超級換氣，以感

受幸福、讓友愛更強壯，同時避開常見的陷阱。然而，在開始之前，請先翻到書末的〈健康注意事項〉一章。該部分包含了禁忌症狀，以確保讀者能為友愛帶來益處而不是害處，尤其是患有心血管疾病的讀者。

就呼吸語言的角度來看，練習超級換氣的原因如下：

1. 在身心感覺被擊垮時，能馬上跳脫出來、得到緩解。
2. 停止胡思亂想或過度思考，不再害怕得動彈不得。
3. 透過低氧訓練讓我們有機會強化友愛。
4. 提高創造力。
5. 獲得愉悅的感受。

以上五大目標，本章會分別討論。而在下一章裡，我們還是會運用超級換氣的技巧，以在情緒層面與潛意識自我建立連結，讓我們在做決策的時候，能更加符合內心的真實意志。

該怎麼做，才能舒緩緊繃與壓力？

我們知道，潛意識自我總是不遺餘力地想要讓我們活下去並獲得成功，但這樣的期待在面對諸多衝擊時，可能反而會使其陷入崩潰。偏偏在這些時候，往往是我們必須展現出明斷決策力的時刻，而我們能否發揮邏輯思考與創造性思維，更會決定此刻的舉動，將會帶來正面、抑或是負面的影響。在這些時刻裡，我們通常會運用調節自律神經的技巧，讓友愛重拾冷靜與平衡。

話說回來，如果能在感覺快要承受不住時，給自己一個喘息的空間，好好運用後文提到的技巧，就能有效舒緩你因二氧化碳累積所導致的情緒緊繃與生理壓力，同時賦予你重新審視當前情況的餘裕。我稱這些時刻為我們必須「當家做主」的時刻。舉例來說，我總會在救難人員的課程中，傳授這項技巧。社會大眾要求前線的救難人員每一天，都要未雨綢繆地設想到潛在危機，並在危機當下，專業且鎮定地行動。因此，在我教導他們透過每一次的呼吸，讓友愛維持冷靜的同時，我也會教導他們把下列的技巧，用在那些不需要親身涉險的情況中。

用吸吸呼技巧，找到真正的安定與平靜

　　吸吸呼是唯一能透過嘴巴來吐氣的技巧。畢竟，當情緒潰堤時，我們的鼻子難免會堵住。儘管只使用鼻子來呼吸，也能發揮這項技巧的百分之百效力，但我們的目標是在崩潰時刻下與友愛對話，使其冷靜，因此你只需要選擇對此刻的你來說，相對輕鬆的方法即可。

　　吸吸呼此一技巧的名稱由來，與我們在進行此練習時會發出來的聲音有關。在使用此技巧之前，請先運用你的內在覺察來評估自己的感受。透過你在覺察練習中所習得的技巧，讓自己在練習當下、以及結束後，都能維持全面性的感知。

吸吸呼練習

1. 保持脊椎中立的坐姿，依照適當的順序啟動呼吸流，透過鼻子吸氣，讓肺部達到七分滿。
2. 停頓片刻後，請運用其餘的呼吸流進行吸氣，將剩餘的肺部盡可能地完整填滿。
3. 以嘴吐氣，發出「呼」的聲音。

這個技巧可以使用一次，也可以視個人需求反覆練習。最開始，先練一次就好，然後去感受自己的情緒。在你能覺察到單次練習後的感受，再進入到下一階段。

5 步驟，強化內在安定

請記得，在練習前、中、後，都要保持覺察。我們的目標，是找到安定的力量，並能積極面對人生的關卡，而不是為了逃避。

1. 保持脊椎中立的坐姿，依照適當的順序啟動呼吸流，透過鼻子吸氣，讓肺部達到七分滿。
2. 停頓片刻後，請運用其餘的呼吸流進行吸氣，將剩餘的肺部盡可能地完整填滿。
3. 以嘴吐氣，發出「呼」的聲音。
4. 重複十至三十次。
5. 恢復到正常呼吸，並在感覺舒適的前提下，盡可能放慢呼吸，讓自己去感受此刻帶來的平靜。無論遇到什麼事，都能讓心安定。

你最多可以重複上述練習三次。接著，帶著嶄新的平

靜，積極面對眼前的事情。

讓思緒清晰的必備技巧

在你因為劇烈運動、體內二氧化碳濃度增加時，吸吸呼也是相當有用的技巧。無論你是運動員，還是只是週末爬爬山，這項技巧能幫助你打開肺泡，清除過多的二氧化碳。儘管長遠來看，我會鼓勵你忍受二氧化碳的累積，提高二氧化碳耐受度。但在極端的情況下，二氧化碳的累積可能會導致你陷入焦慮，無法好好思考。在體力不堪負荷、情緒潰堤的情況下，倘若你希望自己能保持冷靜並做出明智的決策，請放手使用吸吸呼的技巧，以恢復清晰的思緒。

停止胡思亂想！告別內耗的呼吸練習

我們知道，內在的友愛隨時都在向我們發送訊息。但是，人類總愛胡思亂想，並過度有意識的思考。我們經常用「陷入沉思」或「在腦中揮之不去」，來描述這種情況。然而，潛意識自我總是不斷催促我們有意識地採取行動，以消除不確定性或解決問題，也持續用多巴胺餵養我們。這導致

我們陷入胡思亂想，有意識地找出更多理由去擔心，而這樣的情況又反過來導致潛意識自我發送出更多的多巴胺與其他壓力荷爾蒙，只為了讓我們能做出關鍵性的思考或行動，去解決問題。於是，我們陷入了惡性循環，焦慮不斷滋生，更無法正向、創意地思考。有些時候，我們必須打斷內在的對話好重拾專注力，然後才能積極採取行動。

當我們陷入永無止盡的反芻與過度思考後，往往會錯過改善人生處境的機會。請不要忘記，身而為人，我們的生存策略就是採取行動。儘管世界一變再變，人類此一本性卻不曾改變。不管你是需要採取行動，來改善健康或職場處境，還是不敢主動聊天、認識新朋友，生命的真諦就在於起而行。

儘管如此，某些時候我們就是無法針對那些讓人陷入胡思亂想的原因，採取行動。最常見的情況，就是我們沉溺在那些令人動彈不得的憂慮之中，氣餒不已，從而錯失機會。這導致了雪球效應，情況越來越嚴重。於是不知不覺間，我們因為自己無力改變的事物而備受壓力，再因為自己的無作為，衍生出更多的壓力。

在這些時刻下，吸吸呼是一個絕佳的選擇。另一項適合使用的方法，則是中斷法（Interruption Protocol）。該方法運用了兩種速度的循環呼吸，再接著進行三次放鬆的閉氣。

在執行此方法時，我們會使用到循環呼吸，換個說法，就是吸氣與吐氣間沒有任何停頓。一開始，我們將以 4，0，4，0 的節奏來呼吸，然後是 2，0，2，0 的節奏，依照腹部、肋骨、胸腔的順序，以完整的呼吸流進行吸氣；再依胸腔、肋骨、腹部的順序吐氣，放鬆呼吸流。儘管每一次吸氣都需要盡可能地完整，但在吐氣時不需要刻意用力。請單純地放鬆吐氣，讓肺部的自然回彈與每一組肌肉的鬆弛，來完成動作即可。在每一次的呼吸最後，你會回到自然肺（並非盡空）的狀態。

請全程保持鼻吸、鼻吐。如果你還無法僅使用鼻子做到 2，0，2，0，請繼續維持 4，0，4，0 的呼吸節奏，直到你能更快為止。在最糟的情況下，倘若你無法用鼻子進行 4，0，4，0 的呼吸，你可以用嘴巴來吐氣，直到培養出百分之百用鼻子呼吸的能力。

中斷法

在循環呼吸之後，請做三組平靜閉氣。做法請參考第九章〈平靜閉氣——「讓身心愉悅、充滿活力」〉一節。

現在，讓我們整合所有步驟開始練習。

1. 以躺姿或坐姿，開始以 4，0，4，0 的節奏呼吸。

2. 維持 4，0，4，0 的節奏 1 分鐘，專注於呼吸流的充分使用。

3. 保持 4，0，4，0 的呼吸節奏 1 分鐘後，加速到 2，0，2，0。

4. 維持 2，0，2，0 的速度 1 分鐘。

5. 在進行 1 分鐘的 2，0，2，0 後，練習三次平靜閉氣，透過發出蜂鳴或哨聲來延長吐氣。

6. 恢復到正常呼吸，並且行動起來、改變現狀。

日常練習指引

該方法旨在引導你進入更好的狀態。這個方法也能讓你感覺很好。單純為了感覺良好而去執行此一技巧，也沒關係，不是只有崩潰的時刻才能使用。儘管如此，請千萬不要忘記，大量使用超級換氣技巧，會導致二氧化碳耐受度下降。

低氧練習

當我們換氣過度，會導致血液中的二氧化碳下降。如同第十一章所討論到的，血液中的二氧化碳濃度上升會觸發呼吸的衝動。而徹底利用超級換氣好處的其中一種做法，就是運用此一降低的二氧化碳濃度，達成在一般情況下難以做到的長時間閉氣。這是一種製造間歇性低氧的方法，亦即降低血液中的含氧量。

沒錯，低血氧濃度通常暗示潛在的健康問題。這也是為什麼當你去看醫生時，他們會要你將手指放在脈搏血氧儀裡。在平日裡，血氧濃度會介於 95% 至 100% 之間。而這個數值會在一日之中出現波動，也會在劇烈運動後變得更低，但都屬於健康範圍。

話說回來，根據研究，健康的個體在安全且謹慎地練習降低血氧濃度後，能促進醣蛋白激素（glycoprotein hormone）、紅血球生成素（erythropoietin，EPO）的生成，後者能增加紅血球數量，提高血液的攜氧量。[2] 而你或許也對此不陌生。比方說，很常見的是，頂尖運動員為了獲得生理適應，接受高海拔訓練。好消息是，透過超級換氣的技巧，即使在海平面高度，也能製造出低氧狀態，達到高地低氧下的生理適應。重點是，低氧練習的好處絕對不是只有運動員

才受用。它更是練習內在覺察的絕佳機會。

低氧版覺察練習

在我們即將介紹到的低氧版覺察練習中，會像平常一樣，從覺察練習開始，集中全部的注意力在吸氣與吐氣上，再利用每次呼吸間的暫停，去徹底覺察從頭到腳的友愛。

在進行 2 分鐘的標準覺察練習後，我們將移除呼吸與呼吸間的停頓，並在吸氣時，從腳到頭審視友愛；在吐氣時從頭到腳審視友愛。

將你的呼吸調整到 4，0，4，0 的節奏，維持 1 分鐘，並在第二分鐘時進入到 2，0，2，0，吸氣時依照腹部、肋骨、胸腔的順序，完整地運用呼吸流，再接著依照胸腔、肋骨、腹部的順序，透過吐氣來放鬆呼吸流。儘管每一次的吸氣都要盡可能地完整，但在吐氣時不需要刻意用力。請單純地放鬆吐氣，讓肺部的自然回彈與每一組肌肉的鬆弛，來完成動作即可。

所有的吸氣與吐氣必須透過鼻子來進行。如果你還無法僅使用鼻子做到 2，0，2，0，請繼續維持 4，0，4，0 的呼吸節奏，直到你能更快為止。在最糟的情況下，倘若你無法用鼻子進行 4，0，4，0 的呼吸，你可以用嘴巴來吐氣，直

到培養出百分之百用鼻子呼吸的能力。

自然肺閉氣與小口呼吸

完成了兩個節奏的循環呼吸後，請進行最後一次的深呼吸，並透過吐氣排出肺部的空氣，進入放鬆的自然肺閉氣。這樣的閉氣將維持 90 秒至 3 分鐘。你會發現自己能比平常閉氣更久。

而閉氣的目標，是讓你的粒線體可以徹底消耗血液中的氧氣，以盡可能地大幅降低血氧濃度。假如你有脈搏血氧儀，你會看到自己的血氧濃度跌到 95% 以下，這也標記著低氧體驗的開始。只要透過練習，你就能讓自己的血氧濃度下降到很低，通常能低至 40% 左右。在其他時候，這樣的數值是非常危險的，但在注意力集中的情況下進行此動作，能向潛意識自我發出訊號，表示你需要提高紅血球數量，以提高攜氧量。

儘管低氧版的覺察練習增加了時間的元素，也多了使用脈搏血氧儀來觀察血氧量下降的機會，但請不要讓這些東西妨礙了你的內在覺察。假如你一直都有進行覺察練習，那麼此刻的你應該具備一定程度的內在覺察，所以這些新增的元素，不會帶來太多阻礙。但是，要是你發現自己看時鐘或瞄

脈搏血氧儀的時間，多過於內在覺察，那麼請移除它們。你可以掃描以下 QR Code，找到簡單的指導影片，讓你不要過度關注數值。

我們的目標是至少維持 90 秒，對於消耗著氧氣的粒線體來說，這已經是相當長的時間。同時，這也是一段運用內在覺察的重要時光。當你的二氧化碳濃度恢復正常後，你會慢慢地感受到想要呼吸的衝動。而我們越是放鬆地去面對呼吸衝動，能維持的時間也會越久。維持得越久，低氧的體驗感也會更加強烈，進而讓友愛變得更為強韌。

關鍵就在於保持放鬆，不要掙扎。假如你發現自己再也無法放鬆，你可以快速且小口地用鼻子吸一口氣，些微緩解二氧化碳的累積。然後，繼續完成剩餘秒數，直到 90 秒的閉氣練習結束。很快的，你就能輕鬆地憋氣 90 秒。過程中，請隨時運用內在覺察，在友愛進行鍛鍊的同時，聆聽潛意識自我的聲音。

在長時間的自然肺閉氣後，請再做三組平靜閉氣練習，做法請參考第九章〈平靜閉氣 ——「讓身心愉悅、充滿活力」〉一節。這能幫助你在練習過程中，維持友愛放鬆。而

在閉氣練習時，請保持充分的覺察，感受是否有一陣放鬆感襲來。

現在，讓我們整合所有步驟。

注意：進行下列練習時，請務必確保自己身處在安全的環境下，一個即便你失去意識，也不會意外傷到自己的地方。練習時，請坐著或躺在地板上。

低氧版覺察練習

1. 如往常那樣，展開覺察練習，請採取坐姿或躺姿。吸氣，全神貫注地感受吸氣的每一個部分。吐氣，全神貫注地感受吐氣的每一個部分。在呼吸與呼吸的停頓間，專注於內在覺察上。

2. 在進行 2 分鐘的覺察練習後，開始以 4，0，4，0 的節奏呼吸，吸氣時請從腳至頭審視你的友愛，並在吐氣時，由頭至腳審視友愛。

3. 以 4，0，4，0 的節奏呼吸 1 分鐘，專注於充分使用完整的呼吸流。

4. 以 4，0，4，0 的節奏呼吸 1 分鐘後，加速到 2，0，2，0。

5. 以 2，0，2，0 的節奏呼吸 1 分鐘。

6. 以 2，0，2，0 的節奏呼吸 1 分鐘後，進行最後一次深呼吸，然後吐氣進入自然肺閉氣。

7. 停留在自然肺閉氣狀態下 90 秒至 3 分鐘，視你的訓練程度而定。運用你的內在覺察去觀察友愛，並只有在放鬆的狀態下去屏息。倘若你無法順利地維持 90 秒，請用鼻子小小地吸一口氣並吐掉，接著重新回到閉氣狀態直到 90 秒結束。

8. 在 90 秒至 3 分鐘結束後，完成三組平靜閉氣。

9. 反覆這套流程三至五次，接著恢復到正常呼吸。

日常練習指引

　　如同呼吸語言哲學內的一切事物，此練習最重要的部分就在於覺察，這是所有正向改變的基礎。超級換氣練習能帶給我們大量的愉悅感，這很好。然而，當你發現這種幸福的感受阻礙了你對友愛的觀察，也較難去感受這項練習所帶給你的生理體驗時，你可以選擇放慢練習，或者將循環呼吸的時間縮短至一半以下。以此為起點，你可以逐步增加循環呼吸的時間或速度，但前提是要能保有覺察。

儘管低氧訓練能提升攝氧量，增進運動員的表現，但還是要搭配二氧化碳耐受度訓練，才能為運動表現帶來最大的效益。由於練習過程很愉悅，運動員通常很樂意接受我的建議、把這個練習加入訓練菜單。然而，倘若二氧化碳耐受度不好，也無法發揮高攝氧量的絕大多數益處。畢竟，要是二氧化碳耐受度很差、所以經常過度換氣，就算血液中的二氧化碳濃度較高也無益。而好的二氧化碳耐受度能確保我們在運動時，氧氣可以分送至細胞。

　　你的二氧化碳耐受度越高，維持自然肺閉氣的時間就會越久，產生更強烈的低氧訊號，從而增進低氧訓練的效果。儘管低氧訓練確實是強化友愛的絕佳方法，但二氧化碳耐受度的重要性仍大於低氧訓練。

想感受心流、創意與快樂？不妨試試「超級換氣」

　　超級換氣練習，其實是一種尋求潛意識自我的幫助，讓意識自我平靜下來的方法。根據理論，超級換氣能誘發所謂「暫時性次額葉」（transient hypofrontality）的狀態。[3] 這有

時也被稱作「心流」或「進入狀態」。其特徵為大腦前額葉皮質的活動減少，常見於深度冥想中。當我們在做超級換氣時，本質上就是請求潛意識自我讓意識自我暫時地安靜下來。這能讓我們擺脫自己的框架，讓潛意識自我想要傳遞的思緒與洞見浮出。

關於超級換氣能如何提升人類的創造性思維，還有許多地方必須深入研究。你也可以自己做實驗。事實上，為了寫這本書，我就做了大量的超級換氣練習，作為一種休息方式。在工作一段時間後，我最喜歡用吸吸呼練習，來讓身心休息。無論你在做什麼，倘若你希望自己能以嶄新的觀點重新審視問題，不妨試試看超級換氣。

為了得到愉悅的感受而練習超級換氣也沒關係。有些時候，我們就是需要一點點的愉快感受，體會純粹的快樂。對你來說，這絕對比喝酒或吃藥來得好。但是，如同所有能帶來歡愉的事物一樣，保有責任心很重要。每一次的呼吸都是在和潛意識自我對話，而超級換氣（尤其過度使用時）可能會導致高度的生理激發，讓你在一天之中感受到更多的壓力，而不是釋放壓力。畢竟，所有的事物都有可能被濫用。請記得呼吸法是一門溝通的語言，而不是廉價的快樂。

從呼吸調整身心實驗室 10

截至目前為止，你已經學到很多內容。實際應用則需視你的日常生活與你期望為友愛帶來哪些收穫而定。請記得，你的團隊就是你自己。運用你的覺察，去決定你的團隊必須朝哪個方向前進。為了提升團隊，你願意做出哪些行動，又該如何讓每一口呼吸，都反映出理想的友愛狀態？

引導指南

- 每天持續做 10 分鐘以上的覺察練習。這會成為你日常訓練的一環。畢竟，我們永遠需要努力去察覺自己的內在狀態。另一方面，二氧化碳耐受度練習，是挑戰友愛、使其更為強壯的最佳方法，因此我鼓勵你在日常中加上二氧化碳耐受度訓練。但請不要忘記，覺察練習與進階覺察練習永遠是最重要的。

- 留意你與內在說的話。其實，在一天當中，都能用第九章學到的技巧，跟潛意識自我對話。別忘了，在實踐呼吸技巧時，一吸一吐都會影響訊息的意義。但就跟學習任何一

門語言一樣，練習得越多，用呼吸溝通起來也會變得更為自然。

- 留意你與內在溝通的語氣和語調變化。請記得，你如何呼吸，會影響到你與內在溝通時的語氣和語調變化。所以，如果需要複習該用哪裡呼吸、如何運用第九章所學到的呼吸技巧，以及健全呼吸會對訊息的語氣及語調變化產生哪些影響，請重新翻閱第七章。另一方面，請隨時用鼻子呼吸，一整天下來，也要常常檢查自己的呼吸方式和姿勢。

- 儘管你可以自由選擇，但我推薦你在訓練中，加上超級換氣練習，除非你有禁忌症。本章提出了五大練習理由，你可以親自體驗、看看超級換氣的效果，能否支持這些理由。而在練習的頭一個月，請控制在一天做一次品質好的超級換氣練習就好。

- 倘若你也在努力改善自己的二氧化碳耐受度，請在練習超級換氣之前，進行二氧化碳耐受度訓練，或在一天中的不同時段分別練習。但記住，永遠不要把超級換氣練習，排在二氧化碳耐受度訓練前。這麼做只會弱化二氧化碳耐受度訓練的成果。

第 13 章

你最真實的情感需求，
是什麼？

一直以來，人們都說，其實所有尋求指引的人心裡早就有了答案，只是太害怕、不敢傾聽自己心裡的聲音。誰說一定只能這樣？但在現實環境裡，面臨種種選擇與情況時，很多人常不知道自己真正想要什麼。還有些時候，明明做著應該會讓自己感到滿足的事，卻開心不起來。沒有人說，生而為人，是一件輕鬆的事。但在後文，我們會學到呼吸語言中，一個非常特別的技巧，稱為傾聽練習（Listening Exercise）。而這也是連結潛意識自我的強大方式。

潛意識喜歡透過「情緒」對我們說話

讓我們先來談談情緒。人為什麼有情緒？在深陷於身心模式的現代社會下，情緒的功能變得極不明確。無論這份情緒是恐懼、羞恥、感激還是驕傲，在我操作著這台肉身機器人移動的同時，感受到情緒對我有何益處？科幻電影經常會出現沒有情緒的外星種族，它們只根據最純粹的邏輯與理性來運作，不像人類那樣，有各種因情緒而生的煩惱。但是理所當然的，在電影的最後，我們往往會認同，儘管情緒是如此地奇異、甚至在某些情況下非常荒謬，但缺乏情緒卻會讓生命完全走樣，所以我們去決定接受它的好，甚至是它的不

好。

　　但是，情緒可不僅只是人類經驗的隨機添加物，它們是來自潛意識自我的強烈訊息。此刻的你已經明白，潛意識自我最在乎的目標，就是讓你存活並取得成功。而你或許也還記得，人類最主要的生存策略，就是採取行動。你相信嗎？透過既複雜又強大的「情緒」，我們能解讀潛意識訊息。而情緒也能驅使人們採取行動，引出各種行為反應，讓我們在當前的環境與特定文化脈絡下，存活並取得成功。[1]

　　情緒是潛意識自我發送出來的強烈訊息，會影響心血管、神經內分泌、肌肉骨骼和自律神經系統等等，改變我們的生理狀態。而我們會把有主觀體驗的生理與心理狀態，稱為「情緒」，但同時，還會感受到所謂的「直覺」或「心裡的感覺」。這些全都來自於你體內那愛著你、且總是試著幫助你生存並取得成功的部分：潛意識自我。

　　對於直覺或心底的感受，我們必須記住，即便在沒有意識到的情況下，潛意識自我也總是不斷地學習，持續找出模式。某些時候，我們會憑直覺做出選擇，即便我們根本不明白為什麼這個選擇比較好。而美國神經科學家安東・貝查拉（Antoine Bechara）的研究，證實了此一現象。該研究要求參與者進行一場撲克牌遊戲，而他們能從 A、B、C、D 四個牌堆中抽牌。每一位參與者的情緒都會透過皮膚感應器去

監控。研究中的參與者，很快地就發展出直覺反應，避開 A 和 B 牌堆，以避免輸錢。事實證明，這幾個牌堆在遊戲開始之前，就放了很多會輸的牌，而參與者儘管無法解釋為什麼應該避開那兩個牌堆，但透過情緒的指引，很快就懂得避開那兩個牌堆。[2]

瑞士神經科醫師艾德華·克拉帕雷德（Édouard Claparède），則針對短期記憶喪失的失憶症患者做研究，呈現了另一個潛意識自我是如何透過學習及情緒感受來指引我們的有趣例子。每一次當他去拜訪這名女病患時，他都要跟對方握手並重新介紹自己，因為該名病患永遠都不記得自己曾與他見過面。某一天，當這名女病患打算跟他握手時，他用針刺了她一下。當然，事情發生的當下，這名女病患驚慌地縮回了手，但等到隔天，她就完全忘了這件事。然而，就在醫生隔天要再跟這名女病患握手並介紹自己時，對方拒絕跟他握手。女病患說不出來為什麼。她只是感受到一股強烈的情緒，想要避開醫生的手。[3] 即便是在失憶症患者的身上，我們也能看到潛意識自我進行學習、並透過感受來保護自己的行為。

潛意識自我會做它認為對你好的事，並透過情緒讓我們知道。但這不代表潛意識永遠是對的。儘管「傾聽心底的聲音」通常是好事，但潛意識自我畢竟只懂得自己接觸過的事

物。雖然情緒確實是來自體內那個想要盡一己之責、幫助我們存活並取得成功的部分，但有些時候，我們會在情緒支配下，做出對自己極為不利的舉動，遑論某些情緒狀態更是於事無補。潛意識自我可能在你感覺遇到對的人時，給你有衝動成分的情緒，讓你敞開心胸去試。同樣的，它也很有可能讓你情緒爆發，衝動地揍別人的臉或外遇。正因為我們的友愛是一個團隊，所以意識自我也必須盡責。如同呼吸語言哲學下的一切，與潛意識攜手，才能讓我們在生活中積極行動。而這一切，都有賴於我們是否能夠傾聽。

透過本書，我們學到了許多痛苦源自於對自身的誤解，並對自己有不切實際的期待，再根據這樣的誤解去對待自己。我們也經常這樣對待情緒。由於人們往往不知道該將情緒歸位在身心二元模式中的何處，總是躊躇著該如何處置它們。有些人似乎被情緒支配，無法、或不願意讓意識自我盡責，去確認情緒及感受是否帶領我們朝著正確的方向前進。還有些受情緒所困的人，則可能變得漠然、麻木，想方設法來逃避一切感受。更有些對情緒困惑的人，為著特定的感受而萌生愧疚，產生更多複雜難解的情緒：因為出現了自認不好的感受，而感覺不好。這一切全都會導致我們逃避情緒。

然而，逃避情緒不僅對友愛有害，更是不可能做到的事。心底深處，它們一直都在，影響著我們的生活與決定。

儘管如此，倘若我們能明白，這些情緒是出自於愛和自我保護，且深受潛意識對過去經驗所形成的模式影響，或許我們就能明白情緒的本質：那是潛意識——在體內深處愛著我們、只是想盡責地促使我們採取符合最佳利益的行為，所發送出來的強烈訊息。你不需要受情緒支配，但也無須逃避情緒。事實上，學會與情緒打交道，或許能讓你邁向更健康、更快樂的生活。

情緒的苦，身體知道

人的感受從何處發生？倘若從過時的身心模式來看，我們可能會去思考情緒究竟是來自於大腦，還是身體。但如今，在對自己有了新的認識後——我們是與內在連結、也會向外連結的完整生物體，可以這樣回答：當情緒進入到意識層面時，我們就能透過身體去感受。[4]

此一說法獲得了科學實證，而我們只需要複製這項實驗，就能得到相同的體驗。請根據下列步驟，觀察自己在有意識地帶入情緒時，身體的哪些部分會出現感受。

1. 開始覺察練習。用數分鐘的時間，徹底覺察你此時

此刻的感受。在你能適當地掌握自己的感受後,你可以把這份感受,與你將特定情緒帶入意識層面所獲得的感受,進行比較。

2. 在充分覺察當前情緒數分鐘以後,請用約莫 2 分鐘的時間,帶入下列情緒。你也可以一邊想著會讓你有以下感受的事物。請留心是友愛的哪一處,出現了這種感覺。在全心去感受時,你甚至可以指出其位置。

- 嫉妒。
- 感激。
- 憤怒。
- 愛。

在完成上述練習後,請想一想,有沒有可能,你所感受到的不僅是有意識的情緒,還懷有完全沒有覺察到的情緒。有些人選擇忽視、或刻意麻痺一切感受,以為這樣就不會受到情緒的影響,但事實卻並非如此。而且,即便你沒能意識到自己的情緒,潛意識自我仍會發送它們,嘗試引導友愛朝著其認為最好的方向前進。有多少次你回過頭來審視自己的行為,卻完全想不通自己到底為什麼要那樣做?與情緒脫節,並不會讓其消失。相反的,這麼做只會創造出缺陷的團

隊，並讓友愛受困。

　　另一個值得深思的問題：儘管你是為了誘發特定情緒去回想某件事情，但你很有可能會同時感受到一種以上的情緒。你或許想著某件你確信自己會感到憤怒的事，但與此同時，這件事卻也誘發了你的恐懼、自我懷疑以及各式各樣的感受，而這一切攪合成你此刻身體所感受到的情緒。或許還有其他情緒出現：很可能你對該事件的感受，其實與當天稍早發生的事或你對未來的預期有關。生命的一切會同時展開，而你的意識自我卻只能照顧到友愛所考慮的部分。明天當你回過頭來，想著同樣的一件事，進行著相同的實驗，卻很有可能發現感受出現的位置變了。這讓我們明白了兩件事：第一，情緒是主觀的；再來，所謂的情緒感受，不過是友愛在特定時間點下，基於其思慮方向而不斷改變的混合物。

　　儘管意識自我可以察看潛意識自我所發送出來的訊息，但潛意識自我會基於我們的經歷，對想法及感受產生極大的影響。這也意味著我們應該留意身旁的人事物。儘管我們經常沒能意識到，但潛意識自我會持續從我們的人生經驗中學習，揣摩著世界的樣貌。倘若你身邊的人總是說謊，那麼你可能會認定多數人都是騙子，不可以相信。要是你身旁的人總是非常慷慨，那麼你或許會覺得人大多是大方的。儘管無

法評估此影響的程度能有多深遠，但極有可能我們所接觸到的一切，都會影響我們所形塑出來的世界觀。一旦世界觀定型，就很難換一個角度去看世界。潛意識自我依據其搜集到的資訊，所建構出來的世界觀，將會對我們的決策產生重大影響。

我猜我們身邊總有那麼一位朋友，無論他的薪水有多高、工作上多麼受人賞識、配偶或子女又是多麼完美，他還是抱怨不休。我們也知道某些人，總是不斷地引起糾紛，即便我們知道，其實他／她是品行端正的人。或者，我們總有那麼一位表親，不斷地從一段虐戀進入到下一段虐戀，就好像他／她是刻意為之般。當然，也總會有那麼一個人，似乎總是能做出正確的決定，對於生活中的絕大多數情況都感到相當滿意，並認為世界就是他的舞台。客觀上來說，這些人都生活在同一個世界下。但是，他們對世界的主觀感受卻截然不同。從出生的那一刻起，人的潛意識就開始辨別、學習世界萬物的規律，並基於所學，形塑出世界運轉的樣貌，還有該如何憑著所學存活下去。在本書的一開始，我們討論到人們經常以錯誤認知來形塑觀點。而錯誤認知、即便是那些有著致命缺陷的錯誤認知，之所以很難消失，只因為人無法換個角度去看世界。

但是你很幸運，你不只是一個受腦袋所操控的肉體。你

的體內有一組團隊，有穩固的關係，以及友愛。儘管我們可能無意識地對自己或世界，抱持著無用、有所局限，甚至極為不健康的信念，因此無法活出最精采的人生、很難積極行動，但是，我們可以運用呼吸語言的哲學，對情緒及其呈現的方式，有更好的覺察。如此一來，我們就能透過有意識的行動，去重新教育潛意識自我。儘管我們或許很難理解，傳達出如此令人不舒服、或不悅情緒的潛意識自我，本質上是為了維護我們的安全，但明白其來自一個充滿愛的地方能給予安慰，明白自己可以透過行動，與情緒更緊密地連結。同時，潛意識自我更是促進改變的基石，推動友愛正向的轉變，讓我們能夠用更好的角度看世界。

但是首先，我們必須學會與這些情緒和平共處。這件事或許會很困難，因為情緒往往很強烈，甚至讓人不悅。所以即便不是出於刻意，我們也常會想要迴避情緒。但是，我們即將學會一套強大的方法，能重新與自己接軌。這能讓我們安全且有效地去聆聽潛意識自我的聲音，而不用重溫創傷的經歷，或讓練習者再次受傷（這在其他形式的呼吸法中，相當常見）。

覺察，是所有正向改變的基礎

進行到了這裡，我希望你有持續做覺察練習。這是呼吸語言哲學的基本練習，幫助我們培養內感受——亦即內在覺察。而持續對內感受保持覺知，已證實能改善情緒覺察能力，且有助於深入處理情緒，讓壓抑到潛意識裡的念頭、情緒有出口。畢竟，被壓抑的事物並不會消失，仍會暗中影響我們的行為。[5] 在事情發生的當下，我們往往無法消化情緒，而那些未經消化的情緒，恐怕會改變我們看待事物的方式，即使那些事情跟原來的事件完全無關。[6]

情緒覺察讓我們能感知到，潛意識自我對特定情況的想法和信念。但是一般來說，人很難發展出高度、且久到足以聽清楚潛意識想法的持續性覺察。而這正是傾聽練習的目的。

說到與潛意識自我接軌，傾聽練習是很安全且有效的方式，讓人能聽明白它對事情的想法，獲得處理這些情緒的機會，並洞察自己的潛意識感受。這可以應用在任何情況上，如：創傷記憶、為什麼你對某情況感到不滿，或在特定時刻下該做什麼決定。人們說，我們總是尋求外部的意見，儘管答案早就埋藏在心底。我們只是過於害怕而不願意去聆聽。今天，就讓我們仔細地聽一聽。

關於此練習的禁忌，請參閱書末的〈健康注意事項〉一章。

另一方面，請在時間充裕、且環境夠安靜與安全的情況下，再做傾聽練習。為了獲得深層的體悟與情緒釋放，請不要在匆忙、或無法全心投入的時刻練習。

而傾聽練習需依循著審慎制定的呼吸與專注順序。在我們進入這套程序之前，先一起來探討此練習中的每一項元素。

練習時間

請限制自己在 15 分鐘以內，來摸索這項技巧，以及其帶給你的感受。對某些人來說，這個過程可能會引導出極為強烈的不適感受，因此倘若你希望練得更久、更深入，請聯繫經認證的呼吸工作者，幫助你延長練習時間。請至少等到自己習慣了傾聽練習，再加長練習時間。

從覺察練習開始

請從 2 至 10 分鐘的覺察練習開始。充分感受你的友愛，格外留意自己是否將全部注意力集中到內在覺察上。不

要跳過此步驟。這是傾聽練習的根基。

專注於兩項目標

在開始進行循環呼吸以前，請將你想要與潛意識自我一同探索的議題，帶入到意識層面。這可以是任何一件事，從你想要做的決定，到一段走不出來的回憶、心裡的恐懼、想要成為的人等等。任何一件你想和潛意識自我確認的事情都可以，只要你能明確地集中在該事情上即可。每一次的練習，只處理一件事。

在循環呼吸開始之前，你必須將意識集中到該事件上，接著觀察對於該事件的關注，是如何激起友愛的生理感受。而越常進行覺察練習，辨別並專注於這些感受的過程也會越容易。請記得，這是一次練習，不是一場表演。在整個練習過程中，請盡自己最大的努力，專注於你所選擇的議題與隨之而來的生理感受。在整個練習中，我們都必須維持這樣的專注力。你對所選議題的意識焦點很可能會出現改變，而這些感受也很有可能在練習中，出現變化。這很正常，但請試著讓自己的思緒不要飄到無關的議題上。在練習的後面，我們會討論到更多的細節。

循環呼吸的節奏

記住,只有在將注意力放到你所選擇的議題、以及隨之而來的生理感受上後,才開始進入該練習的循環呼吸部分。雖然在練習之初,要專注於議題、生理感受,還要循環呼吸,可能很費勁。但這都是過程中的一部分。這是過程中的一部分。

傾聽練習所使用的循環呼吸節奏為 3,0,3,0。對部分人來說,這樣的節奏偏快,但對有些人來說,這樣的節奏偏慢。請使用節拍器軌(click track)或節拍器來計時。使用音樂來計算時間也無妨,但請避免有歌詞的音樂或使用播放清單中的多首歌曲。(如需此練習的免費引導音軌,請掃描以下 QR Code。)儘管在練習之初,你必須仔細地計算時間,但到了最後,每當你專注於傾聽潛意識自我時,你就會自然進入這個呼吸節奏。

傾聽、觀察、接收

當循環呼吸開始後,你的目標就是維持兩大範圍的注意力(所選議題及伴隨而來的生理感受),單純去接收浮現在

意識覺知內的事物。最初，這或許是一種感受或感覺。但約莫 8 分鐘之後，獨特的見解會浮現在意識覺知中。有些時候，你會萌生出特別的感受，而這份感受是關於一件你「不知道自己其實知道」的事。視你選擇關注的議題而定，你或許能理解自己對於此事件的感受源自何處。其他情況下，問題的答案可能會突然出現在意識覺知中。

練習約莫 15 分鐘後，經常會出現如夢似幻般的幻象，像是在敘說或展開一段故事般。有時候，這些幻象會讓人想起被遺忘的回憶，或者是一段你沒發現竟與練習時探索的議題相關的回憶。

有些時候，練習過程可能會勾起你不舒服的感受或念頭。在這些情況下，持續練習是非常重要的，請維持注意力在這些事物上。儘管此刻你或許很難接受，但去明白這些感受全都源自於愛，源自於內在那個想幫助我們存活、並取得成功的部分。請帶著開放的心胸與好奇心，去接觸這些感受，不要帶任何批判。坦然接受潛意識自我所說的一切。當你持續專注於內感受上，你會讓這份情感成為意識覺知的一部分，再也不會於無意識的情況下，將其埋藏或影響著你的想法。

倘若你是獨自練習，或者你還只是新手、很少串聯不同呼吸技巧，那麼練習的上限為 15 分鐘。這項技巧的效果相

當強烈，倘若你想要練習超過 15 分鐘，請找一位具呼吸語言證照的呼吸工作者陪同，讓其帶領你。練習時間應視你能維持專注力的時間而定，這個練習的目的只能是傾聽潛意識自我，而不是為了娛樂。

神之呼吸技巧

神之呼吸技巧是這場練習的收尾。此種呼吸技巧需要運用到你能做出來的最長、最慢、最完整吸氣，直到肺部完全飽滿，然後再進行最長、最慢的吐氣，直到肺部盡空。接著，重複這樣的過程 2 分鐘。

本質上，就是在 2 分鐘內，以你能舒服進行的前提下，盡可能緩慢地將肺部完全填滿，再完全排空。這是表達自己即將結束練習的訊號。在這段期間，請坦然接受浮現在腦中的一切事物，允許自己去消化這場體驗。

其他使用神之呼吸技巧的時機點為練習中，當你因為狂喜或體驗的強度而感到難以承受時，或者單純疲倦到無法繼續進行時。你可以進行短暫的神之呼吸，來喘口氣。只有在有需要時，才執行此技巧。其他時候請維持呼吸節奏，將注意力集中在所選議題及伴隨而來的生理感受上。

練習後收操

在 2 分鐘的神之呼吸後，請恢復到正常呼吸模式，並給自己充裕的時間來消化。在這段期間裡，許多練習者表示自己進入了清醒的狀態，獲得了開創性的見解與啟發。請給自己至少 5 到 10 分鐘來消化，如需更久也無妨。現在，我們已經清楚解釋傾聽練習的每一個部分了，以下整理最基本的步驟，好幫助你展開第一次的體驗。

傾聽練習執行方法

1. 採取坐姿或躺姿，開始進行 2 至 10 分鐘的覺察練習。請充分覺察體內的友愛，並格外留意是否已將注意力全部集中到內在覺察上。不要跳過此步驟。
2. 開始思考你選擇的議題。
3. 觀察自己在想著該議題時，出現哪些生理感受。
4. 請暫時將注意力放在這兩件事上。
5. 開始以 3，0，3，0 的節奏，進行循環呼吸。
6. 在堅定地以 3，0，3，0 的節奏呼吸 15 分鐘後（至多），將注意力集中在所選議題及隨之而來的生理感受上。在有經驗且經認證的呼吸語言工作者的指導下，可視自己的需求，延長練習。

7. 進行 2 分鐘的神之呼吸，作為結束，並以敞開的心胸和包容心，去接納此刻浮現在腦中的一切事物。
8. 恢復到正常呼吸，讓自己有充裕的時間去消化這些想法與感受。

你有能力消化這一切

　　傾聽練習或許能為你帶來一場無與倫比的深刻體驗，讓那些你不曾意識到的嶄新見解與連結浮現。在多數情況下，消化這一切並不難，所顯露的身心經驗也容易理解。

　　儘管如此，最重要的一點就是記住，無論得到的是什麼，都不能忘記這些來自於充滿愛的地方，來自於你。這並不是外來的妖魔鬼怪。在傾聽練習中，我們能更全面地與潛意識自我連結，很偶爾，我們會因此出現混亂，甚至萌生自知是不對或不道德的欲望。倘若你出現了這樣的情況，請不要忘記你只是聆聽了體內那個總是試著幫助你存活、並取得成功的自己而已。其根據你的人生經驗與文化背景，建構出一個世界的樣貌。有些時候，你的潛意識自我徹底錯了。倘若這樣的情況發生了，請自在地接受你學到了一些關於自己的事，且此刻的你已經意識到此點，因此在你採取行動時，

你就可以將新發現也納入考量。

最後一章會討論到如何運用本書所學，重新教育潛意識自我，儘管有些潛意識信念與態度，確實比其他事物更難動搖。記得，覺察是所有正向改變的基礎。倘若經你的意識判定後，你認為某項潛意識信念或世界觀對你無益，那麼有意識地去察覺到此點，自然會是改善你從今往後每個行動的最重要一步。

抽絲剝繭，發現沒有意識到的情感和信念

想知道你對某件事的真實感受，其中一種方法就是將其作為你的所選議題，然後進行傾聽練習。舉例來說，你可以把「渴望成為的對象」當成主題，展開練習。在你想著這一點時，試著想像未來的自己。請盡可能具體地描述你想成為的樣子。你會怎麼樣說話？你與外界的互動如何？你想成為誰？在這樣的過程中，我們會在無意間去思考這個未來的自己。你的潛意識自我說不定會認為，這樣的念頭根本不切實際。又或許是基於某些原因，你下意識地覺得自己沒有資格過上那樣的生活。或者，你在潛意識裡畏懼著為了達成此一目標，你必須付出的改變。或許這其中埋藏著錯綜複雜的情

緒。

即便這一切讓你更難理出頭緒，也無妨。為什麼？因為無論如何，這些信念都存在著。至少此刻的你願意採取行動，將這些念頭更大程度地推進意識層面。一旦意識到自己那些畫地自限的信念、或自滿的念頭與欲望，無論潛意識是怎麼想的，至少我們終於能更加了解，是什麼驅使了我們在當下行動，或觸動了我們的情緒。覺察，是一切正向改變的基礎。當你有所覺察，就不會對自己出現的大大小小情緒太感意外，更能用一顆感恩的心去面對。

請記得，潛意識自我的工作就是快速處理巨量的資訊，好試著讓你遠離危險，而是否百分之百正確，並不是它的優先考量。因為這是你——意識自我的工作。在你更加了解自己對於某些事物的潛意識信念後，你就能利用意識思維，對前者做批判性思考。或許你下意識地認為，自己永遠都沒辦法展開個人事業或來場約會。用一些時間來聆聽潛意識自我想說的話，並尊重它有可能是對的、而它不過是想幫你存活並取得成功而已。但緊接著，請帶入你的意識思維。

或許現在不是展開新事業的好時機。或者時間點很好，但你知道潛意識自我只是在擔心倘若事業失敗了，會發生什麼事而已。如同所有的關係，折衷通常是最好的策略。或許你可以擬定一個三年計畫來展開新事業，開始存錢以安撫潛

意識自我擔心你會因此讓家人流落街頭的恐懼，並在剩餘時間中勤奮地打造自己的事業。是的，網路上的大師可能會對你吶喊，要你奮不顧身踏出那一步！對他們來說那才是最佳策略，甚至對你來說也是。但是，在多數情況下，和夥伴（你的潛意識）背道而馳，可能會導致災難。

或許，現在是約某人出去的好時機。或者，此刻該提出分手了。潛意識對於人際關係的想法，經常與我們的意識行動相反。比方說，許多人明明潛意識知道自己應該離開一段關係，卻做不到。還有些人執意要另一半為自己的感受負責，明明這些情緒與對方無關。倘若傾聽練習能讓我們獲得一份可供驗證的感受與情緒圖表，那就太棒了。但是我很抱歉，它做不到。你還是需要進一步剖析。但是，根據我的上課經驗，許多因感情關係而苦的客戶認為，在理解個人實際感受方面，傾聽練習確實非常有幫助，並讓一些學員得以斬斷、或維繫一段關係。無論是哪一種情況，且儘管分手勢必會帶來情緒痛苦，所有客戶都表示他們認為自己做了真正想做的事。

你可以利用傾聽練習，去了解自己對於任何事情的感受。再一次重申，你不會得到一份有著明確數值與解釋的簡要圖表。但請試著練習看看，並親身體驗。每一次練習，就是採取行動，以最真切的方式和自己取得連結。

如何不害怕做決定？讓潛意識幫助你

在需要做決定的時候，人很容易鑽牛角尖或胡思亂想。當然，意識自我可以事前計畫，並模擬當你採取計畫 A 或計畫 B 時，可能出現的情況。但有些時候，我們不知所措，所以害怕做決定。不過在這些情況下，我們往往只是不清楚自己到底想要追求什麼。但潛意識自我對於這個議題其實有話想講，卻因為我們過度專注於意識思維層面，而遭到忽略。在決定你想做什麼方面，傾聽練習或許能給予你極大的幫助。儘管如此，這並不意味著在你完成傾聽練習並得到潛意識的看法後，不需要有意識地去評估情況，或進行批判性思考。最健康的你，是團結一致的你。在做決策時，我們經常會忽略潛意識自我的看法。請花點時間去聆聽。

從逃避到放下

許多時候，我們會被那些沒時間或精力去消化的情緒所困囿。在這些情況下，持續性的內感受（內在覺察）經證實能有效地緩解情緒。[7] 但是，長時間地維持內感受不僅困難，也很有可能讓人不舒服。這時，若想探索情緒深處，用

傾聽練習會很好上手、不會讓人卻步。當你把注意力放在必須放手的事情、以及隨之而來的生理感受上，你能與它們重新共處，並能處理隨之而來的情緒。我們無法改寫過去或改變事情的樣貌，但當我們出於意識，主動聆聽潛意識自我對此的看法後，就能開始放下那些不必要的痛苦。

總而言之，記住，儘管這個練習或許會很強烈且深刻，但這並非魔術。你只是單純地與過去總是逃避、或純粹忽視的更深層自己，建立連結罷了。

如果能了解最深層的自己，你就會充滿勇氣

最健康的你，就是團結一致的你。你與自身情緒接觸得越多，你與內在最深層信念、價值觀及欲望的接觸也越深。有些時候，它們能為你指出正確的方向。但有些時候，你得留心，以防止自己因為不健康的潛意識信念，做出錯誤的決定。

說到底，傾聽練習能帶領我們探索平日不常接觸到的深層自我，並重新建立連結。當你與潛意識自我建立連結後，你就能真正發揮本該有的團隊實力，對自己的行動也會更有自信，這一切都是因為你願意聆聽自己。對許多人來說，這

或許是生命中的第一次。

從呼吸調整身心實驗室 11

　　除非你有特殊的醫療禁忌，不然為了讓呼吸語言哲學能在你生命中發揮最大的效用，請每週進行至少一次本章所提到的傾聽練習。你可以每天練習一次，但絕對不要超過一次，以確保自己不會負擔過重。

　　讓傾聽練習效果最大化的基礎，就是進行覺察練習。因

此倘若你對覺察練習有些懈怠了，請重新投入該練習。如果你沒有偷懶，也請千萬繼續保持！你做得很棒。請繼續進行覺察練習，每天至少 10 分鐘。

你可以在進行傾聽練習的同一天，也做超級換氣練習，但請不要放在同一個小時、同一個訓練內。

倘若你對二氧化碳耐受度訓練感興趣，快去吧！每天光是 10 分鐘的練習，就能帶來顯著的改變，讓你的友愛變得更強韌且放鬆。請不要在超級換氣或傾聽練習後，進行二氧化碳耐受度訓練。在超級換氣練習之前，先做二氧化碳耐受度訓練，或將兩者徹底分開，會比較好。許多人認為睡前是很好的時機，因為潛意識自我會把「緩慢的呼吸」解讀成「要放鬆了」。

隨時用鼻子呼吸。一天之中，請定時檢查自己的呼吸流，並注意自己的姿勢。必要時請糾正自己。

一如繼往的，請持續與潛意識自我積極交流。記得，透過呼吸來傳遞正面態度是非常重要的。運用你的覺察，去判斷潛意識自我對於當前處境的感受，並透過意識去感知自己必須採取的行動，善用技巧與潛意識自我交流，確保團隊能處在最佳的行動狀態。

第 14 章

邀請你踏上呼吸之旅，
實現你的渴望

我們取得了極大的進步。現在，我們對自己的本質有了更清楚的認識。我們不再視自己為器械的操作員，而是更全面性地把自己看成與內在及周圍環境的一份關係。

人類內建一套以採取行動為核心的生存計畫。這就是潛意識自我想方設法來幫助我們的原因。然而，有些時候我們無法採取行動。有些時候，我們必須中斷潛意識自我那執拗的催促，以好好休息。還有些時候，我們可以採取積極的行動，但必須透過溝通，讓潛意識自我冷靜下來，好讓友愛能在最佳的狀態下去表現。關於如何運用呼吸語言以有效地與潛意識自我溝通，並確保整個團隊能在最好的狀態下發揮，本章會提出一些建議。

記住，你是一段關係，不是一台機器

生命中唯一不會改變的，就是無常。在呼吸法的世界，常強調要發展一套「完美的日常計畫」。其初衷雖然為善，卻也在無意間，將特定時段歸類為練習呼吸法的時間，並暗示著在其餘時間裡，你不需要這麼做。倘若你以為練呼吸法就像是在自己這台機器裡輸入一串指令，好讓你可以調節控制器與旋鈕到「度過美好的一天」，然後日復一日即可，這

種想法也很合理。但我們知道事情並不是這樣的。

希望閱讀到此處的你，已經明瞭你與世界的互動每時每刻都在發生，這也意味著你的友愛必須時時攜手共進，與外在持續互動。請將呼吸視為有意識地與潛意識自我（團隊中的積極角色）互動的方法。這與控制無關。而是關於你如何與自己合作，不與自身為敵，明白自己是為了行動而生的物種。此刻，你的友愛該如何採取最積極的行動？

在你審視自己的一天時，請將其視為你與潛意識自我這個團隊，一同努力的時光。每時每刻，我們的內在都在傳遞訊息。而給予其回應，讓潛意識自我能支持我們處在最佳的行動狀態，是任何時候都值得花時間進行的事。每一口呼吸都算數。而哪一口呼吸最重要？你此刻吸進去的這一口，還有那一口，接著是下一口，永無止盡。

為了創造健康的友愛，最要緊的事就是盡可能頻繁地運用你的內在覺察，確認潛意識自我的狀態。倘若你需要透過心率，來評估自律神經系統的活化狀態，去吧！但不要忘了在使用此一客觀測量裝置的同時，維持意識覺知。覺察，是所有正向改變的基礎。當你發現自己因為過於激動或消極、而無法採取必要行動時，請讓潛意識自我得知狀況。

或許，你只需要單純地呼吸，同時留意自己的狀態和語調（呼吸機制），也可能你需要休息 10 分鐘，坐下來，進行

些許的吸吸呼練習。當然,說不定你在和其他人開會,而潛意識自我對於你可能會把事情搞砸、並失去社會地位(或許會阻礙生存或無法成功),焦躁不安。而你隨時都可以沉靜地進行幾次幸福的節奏(4,7,8,0),同時切換回盒式呼吸或比例呼吸,讓自己冷靜下來。潛意識自我總是想要幫助我們,但你必須成為這個團隊的積極分子,在它有過多動靜、或不夠起勁時,告知它。

讓覺察的轉化力量,來引導你練習

當我們越了解自己,尤其在覺察練習後(也包括經常運用內感受或內在覺察),你會慢慢發現自己日常生活的規律。通常也是在這個時候,人們會將一天之內的特定時間,判定為訓練友愛的好時機或壞時機。而我喜歡稱這些時刻為「錨點」,而不是日常慣例。所謂的錨,是一種暫時性的固定裝置,可在需要時移動。而這也該是我們看待日常錨點的方式:讓生活成為練習的引導,而不是遵循一套固定公式。

你或許想用呼吸練習,來展開自己的每一天。即便如此,請從覺察練習來開啟訓練,或至少在進入到特定的技巧或一組動作前,先花一點時間在內在覺察上。儘管你或許以

為每天早上都是一樣的，但現實就是，我們不是機器。（沒錯！我打算一直重複這段論述，直到本書的最後，好確保這個論點被銘記在心。）請讓自己能在清晨的時光裡，無拘無束地和潛意識自我對話。今天，你需要聆聽哪些聲音？你可以運用覺察，觀察昨晚的睡眠品質，並思考友愛今天需要進行的事。也許你對某件事一直感到小小的焦慮，讓你的覺察去決定呼吸練習的內容。不要只是像機器一樣，每天重複一樣的動作。沒有一項技巧能適用於所有的情況，如同沒有一個字或一段話，能在所有情況下都適用。今天早上，你會和友愛聊些什麼？重點是，讓每一次的練習都能有效。倘若你的友愛能因為每天不同的技巧而受益，請樂於接受改變。讓覺察、而不是你對某樣技巧的偏好，來引導練習。

許多人會在起床時、吃飯前、運動前或之後，以及睡覺前，增加一個錨點。事實上，研究也證實了每天睡前只要花 15 分鐘放慢呼吸，就能增進睡眠品質和改善身體整體的恢復過程。[1] 但是，除了簡單地放慢呼吸，你現在收穫了更多方法，可讓友愛冷靜並放鬆下來。想想看，你能如何利用睡前時光，讓友愛進入平靜與休息的狀態，而不是把時間花在漫無目的地滑手機。

簡而言之，請記得無論是就實際或感知層面來看，友愛的狀態永遠與外在環境息息相關。潛意識自我將永遠致力於

讓團隊處在最佳行動狀態。你可以決定，作為意識自我，是否需要針對當前情況進行批判性思考，並在有需要的時候，和潛意識自我溝通。這是一段永無止盡的過程，因此請盡可能頻繁地去覺察自己的狀態，並透過可幫助團隊採取適當行動的調息方法，來呼吸。

好消息是，你終於能從壓力情境中脫身了！

許多研究證實，慢性壓力會致使執行功能下降，減損自我控制能力，導致衝動行事和做出令人感到後悔的舉動。[2]遺憾的是，除非積極去改善自己與外在壓力源的關係，否則就會發現，明明只要自己能放棄這些舉動，就可以活得更開心一點，我們卻還是不斷重複著毀滅性的行為模式。

最常見的其中一種錯誤，就是以不作為來代替作為。是的，你希望能避開那些具破壞性且有害的舉動，但身而為人，我們的生存策略是固定的。我們是為行動而生的物種，目標是採取積極的行動，而不是破壞性的行為。

未受注意的慢性壓力，讓人一再做出拙劣的決定。令人難過的是，倘若我們沒能學會讓友愛平靜的語言，這可能會變成一種慣性行為。長久下來，這種慣性行為會成為你生命

中的一部分，你不知道用這些方法來處理壓力非常糟糕，只會讓壓力不減反增。在你醒悟以前，這些因不受控壓力所導致的拙劣決策，恐怕會讓你的生活充斥著壞習慣。倘若情況已經演變至此，那麼好消息是：你終於可以脫身了。

- **第一步，去覺察**：希望你實踐了本書所有的「從呼吸調整身心實驗室」練習。你的首要目標，就是去覺察內在狀態。你應該在每天早晨進行覺察練習，並在一天之中定時確認自己的狀態。
- **第二步，定期溝通**：無論是長期或特定時間下，只要面對壓力，一定要運用內在覺察去聆聽潛意識自我的聲音，同時透過每一次呼吸來讓友愛安心、冷靜與放鬆，以妥善應變。過於激動或累積太多的壓力，很可能會導致我們做出最壞的決定。倘若你不去確認壓力狀態，潛意識自我恐怕會持續提高你的自律神經系統活動。而交感神經越活躍，批判性、創造性思考的能力，甚至是你的友善程度，都會降低。因此，覺察自己的狀態，並透過每一口呼吸、或使用特定技巧來平復友愛，才能看清更多選項，從而採取最有利的行動，而不是基於衝動或絕望行事。
- **第三步，盡可能採取最積極的行動**：在面對生活中的

大事上，最常阻礙我們採取行動的，就是壓力、對失敗的恐懼，還有過度思考。這時，我們可以透過呼吸傳遞冷靜的訊號，並集中注意力在友愛上。請記得，光是採取積極的行動，就意味著你已經放棄了毀滅性的行為。這是多麼值得慶祝的勝利！儘管這麼做一開始或許會有點困難，但潛意識自我會慢慢學會這些新的行為模式，未來也能更堅定地輔佐你。

請運用本書中你經常練習到的呼吸技巧，讓呼吸散發出平靜的訊號。不要等到你必須利用某種技巧向潛意識自我傳遞重要訊息的那一刻到來，才頭一次嘗試該技巧。

在採取積極行動前，請用能幫助友愛保持冷靜的方法呼吸。行動的當下，也繼續使用能維持平靜的方式呼吸。行動完成後，請面帶微笑呼吸，知道自己並不只是完成了一項簡單的任務而已。你與潛意識自我組成的團隊齊心協力，你們比以往都來得強大。你避開了毀滅性的行為，做出了正面的行動。除此之外，你也讓潛意識自我明白，你是一個可以在壓力下思考並採取積極行動的人。永遠不要低估此一成功的力量。

無能為力時，如何讓自己更有力？

很多時候，必須面對的現實是，有些情況是怎麼樣也無法透過行動來改變。這也是我們經常會陷入胡思亂想與恐懼的時刻。在這些時刻裡，潛意識自我不斷催促著意識自我針對該情況，進行批判性思考，希望你能解決遭它判定為有問題的處境。當然，理智上你或許明白，自己無法解決所愛之人生病、或迫在眉睫的颶風問題，但總是企圖幫助你存活並取得成功的潛意識自我，卻持續用多巴胺和壓力荷爾蒙淹沒你，好迫使你採取行動。在這些情況下，我們該如何做？

不幸的是，雖然有非常多改善自己或他人生活的方法，但很多人會被焦慮束縛住。由於被現實壓得喘不過氣，於是不理會自己真正該做的事。但這麼做，卻有可能導致其他壓力排山倒海而來。

那麼，該如何應對令人失常的崩潰時刻？

- **去覺察**：在這些時刻，你或許能清楚感知到自己的感受，但覺察練習仍然是必要的。請花一點時間，充分覺察自己的情緒與自律神經系統的狀態。請使用你的內在覺察力量。不要做判斷，純粹去覺察。
- **與感受共處**：當你對當前的情況無能為力，卻又因此

感到痛苦時，你可以進行傾聽練習。很多時候，我們會因為過去發生的事、或未來可能發生的事而飽受折磨。傾聽練習讓我們有機會能與這些情緒面對面，並安全地和其共處。請記得，潛意識自我總是想要幫助你，而這些情緒是來自一個充滿愛的地方，也絕對不意味著你有任何不對。在傾聽練習後，多數練習者能更坦然地面對自身的處境。很多時候，練習者會發現自己其實還有很多事可做，只是之前的壓力太大，導致他們沒能想到。我們經歷到的痛苦，絕大多數都與我們傾向於逃避情緒有關。而傾聽練習是讓人直接、安全且有效地去面對情緒的方法。

- **進行超級換氣練習**：儘管一天進行一次傾聽練習固然很好，但你或許需要再安排時間，去打斷自己的胡思亂想與焦慮。而有目的性的超級換氣練習，或許能滿足你的需求。請從第十二章中任選一組練習，播些令人舒服的音樂，降低多巴胺帶來的負面影響（如鑽牛角尖，或因無能為力而備感壓力），阻斷這個惡性循環。

- **留意你的呼吸方式**：在長期承受壓力下，我們經常會發現自己的呼吸模式變得混亂，且可能誘發更多壓力。這對處在壓力之下的我們來說，絕對是最糟的一

件事。因此，請時常留意自己的呼吸。你的氣息有送進腹部嗎？你是否使用鼻子呼吸？你是否用規律的節奏呼吸，還是紊亂不已？儘管這些是你無論如何都該做到的事項，但在壓力時期下，維持健康呼吸更顯得重要。

- **行動，是解決焦慮的好方法**：人無事可做時，經常會胡思亂想。儘管我們不應該用行動來分散自己對情緒的注意力，但做些有意義的事，絕對比把所有時間拿去漫無目的地胡思亂想來得好。比起去擔憂那些你無能為力的事，或許還有一些你該做的事。善用你的友愛，保持內在覺察，並透過每一口呼吸，和潛意識自我溝通。

「我不敢……」如何化解潛意識中的恐懼？

或許，你想要做出人生中的重大改變。當然，每個人想要改變的地方不同，但說到底，都是希望能產生積極行動的力量，逐漸靠近目標。

我有一位客戶，她曾任護士。她之所以來找我，是因為她的夢想是開車載孫子去動物園玩。但問題在於：她很害怕

開上高速公路。只要開上高速公路，她總會提心吊膽、焦慮到不行，尤其不喜歡開在大貨車附近。

「這就是我，一個能在醫院高壓環境下還保持冷靜的護士，卻怎麼樣也無法開上高速公路。」她說著，邊笑邊搖頭。

當我告訴她這個情況很常見，並且她是我這個月以來、第二位因為同樣問題而找上我的客戶時，她一臉難以置信。她認為一定是自己哪裡出了問題，但不是這樣的。她的潛意識自我只是基於對「開高速公路」的看法，努力想要保護她而已。我們的目標是說服她的潛意識自我相信，她能夠做到這件事，而且不會有任何傷亡。

那麼，該怎麼進行？我們運用了下述方法，重新指導她的潛意識自我，以下提供更深入的說明。首先，我們培養了她的內感受，並在她試著開上高速公路之前，大幅提升了她與潛意識自我間的連結。我們還發現她每日攝取了過量的咖啡因，因此慢慢地讓她戒掉普通咖啡，改喝低咖啡因咖啡。在經過數個禮拜的準備後，我們進入了下一個階段──以漸進的方式接近害怕的物體或情境。

她非常喜歡幸福的節奏（4，7，8，0），所以我們決定在她駛入高速公路匝道時，使用此一技巧，接著再透過節奏音軌來進行平衡呼吸或盒式呼吸，視她覺得當下哪一種技巧

更容易些。

　　一開始，她就是開上高速公路，然後在第一個出口下來。這已經是一大成功。她告訴我，起初她很害怕，但她明白這些恐懼只是潛意識自我想要幫助她而已，這也讓她變得沒那麼畏懼。在接下來的幾天，她反覆進行這項小小的挑戰，直到她能更自在地開完這一小段公路。我們不斷延長她獨自駕駛高速公路的距離，透過呼吸來安撫她的潛意識自我，不斷告訴它，開這段路的人是她。這樣的過程持續了約莫兩個月。終於，她隻身開到了動物園。當然，這也意味著她順利獨自開車回家。在經過勤奮的練習，並透過呼吸讓友愛平靜下來後，她終於能開車帶孫子去動物園了。

　　但請不要誤會，她不是奇蹟般地戰勝恐懼。這是她努力的成果。當我問到大貨車的問題時，她說自己永遠都不會超那些車。假如她遇到了開得很慢的大貨車，她會乖乖地跟在車子後頭。我問她，是否想解決「不敢超大貨車的車」的問題，她一如既往地笑了，忙不迭地說自己很滿意這個新的日常，只是還沒準備好踏出下一步。

　　就這位客戶來說，她達成了自己的目標，這就夠了。她設定了一個務實的目標，然後採取行動，達成目標。儘管對某些人來說，開上高速公路實在不是什麼難事，然而能戰勝恐懼、開上高速公路，改變了她的生活，更讓她重拾行動的

勇氣。儘管這些方法不是萬靈丹，但後文會介紹你幾種做法，是我認為有助於實現改變的。

準備好，改寫潛意識的腳本

人們總是希望改變能一蹴而就。這就是意識自我明白最終目標是什麼樣子、卻沒有考慮到潛意識自我或許需要一點時間來做準備的實例。我們固定的念頭及反應、習慣和人格特質，屬於潛意識自我掌管的事物。僅僅因為我們有意識地想要這麼做，就期望潛意識自我能在一夜之間做出改變，對多數人來說絕非什麼務實的策略。就潛意識自我的角度來看，這些固有的習慣和模式讓我們一路活到現在，也讓我們獲得安全，甚至是成功。

此外，還有一個事實必須面對：潛意識自我對於你能做到什麼、不能做到什麼，有一定程度的概念。它也一直在拼湊這個世界運作的樣子。這些觀念很難改變，這點我不能騙你。但是，就我個人經驗、以及許許多多客戶的經歷來說，積極改變是可能的。潛意識自我是挖掘模式的個中高手，但要讓它忘記固有的念頭及行為模式，恐怕需要一點時間。你必須下定決心。不過好消息是，潛意識自我的確有辦法認識

新的模式，讓你有勇氣做以前不敢做的事。當客戶在這些方面有求於我時，我的建議如下。

6 大技巧，消除你的限制性信念

以下會以「社交焦慮」為例，看看如何用呼吸語言，來消除限制性的信念與恐懼（這往往會妨礙我們做出讓人生好轉的改變）。不過，下述方法也適用於克服幾乎各種問題。

人們最常來問我的一件事，就是如何自在地融入社交場合。他們打從心底認定，自己沒辦法自在地展開對話、與人閒聊，或對著一群人講話。他們說自己是內向型的人，所以實在不具備社交「天分」。或者，他們會描述自己變得多麼焦慮，導致腦袋一片空白，想不出能說些什麼。當然，還有各式各樣的情況，說也說不完。倘若你也有以上困境，請不要擔心，你絕不孤單。相反的，假如你沒有社交障礙，也可以把下列方法，應用在其他讓你止步不前的恐懼與焦慮上。

對於那些內向、卻希望自己能變得更喜歡與人互動的人來說，你可以採取下列的方法。

1. 深入進行覺察練習，好讓自己能有效地發揮進階覺

察練習的成果。在覺察練習時，請放膽想像自己變得更會社交。同時，留心潛意識自我對於此一想法的微妙反應（有時則沒那麼隱晦）。之後，我們會常常檢查這一點，以評估進步成果。

2. **就此種情況來說，傾聽練習或許是非常強大的工具**。在練習開始時，請去思考必須變得「會交際」的可能情況，並集中注意力想著這一點。運用你的內在覺察，全神貫注地想著社交的機會，以及伴隨此想法而來的生理感受。接著，開始練習，敞開心胸接受潛意識自我對此議題的一切看法，明白其不過是想要幫助你在當前的環境與文化背景下生存並取得成功而已。在聆聽的時候，我們經常會發現過去某些與此相關、但我們因為不自在而避之唯恐不及的事情，事實上能帶給我們幫助。請確實地去聆聽與理解。

3. **為情緒貼標籤**，是非常有效的策略，能幫助我們去除對於某事的潛意識恐懼。做法是，我們試著以文字去描述自己的感受，以及為什麼有這樣的感受。雖然這個方法在傾聽練習結束後再做，會更好上手，但任何時候都可以做。只要單純地為情緒貼上標籤，就能將這些情緒放進意識中。如此一來，情

緒就不會再那麼難以名狀、而顯得令人畏懼或難以面對了。

4. **透過健全呼吸法並多用呼吸技巧，時時與潛意識自我保持和諧的關係。** 事前練習很有效，但你仍然需要實際去做那些讓你感到極為恐懼的事，好讓你能向潛意識自我證明，你做得到，而世界也並不如你過去所想的那樣不安全。請運用所學，透過呼吸讓友愛在一天中，都能維持冷靜，並運用學到的技巧幫助自己放鬆，去做真心想做的事。

我最常在客戶與呼吸法熱愛者身上見到的錯誤，就是一直等到自己變得超級焦慮後，才開始用呼吸與潛意識溝通，企圖使其冷靜。倘若我們消極放任自己陷入極端焦慮中，就等同於坐等著潛意識自我對我們放聲尖叫。請為你的潛意識自我著想一點，透過每一次的呼吸讓友愛保持平靜，也讓自己能維持在最佳狀態下，把握時機，奮起行動。儘管在這趟旅程展開之初，你可能會覺得異常焦慮，請記得這樣的感受來自於一個試圖保護自己的你。這樣的行為是出於愛，你非常正常。或遲或緩，你就能讓潛意識自我明白，這些新的體驗其實非常普通。

5. **以漸進的方式接近害怕的物體或情境，並透過呼吸**

提醒潛意識自我，你很安全。你可以少量地接觸令你感到恐懼的事物。儘管很多時候，很難去控制社交時機，但你每一天都可以從小規模的社交互動開始，這絕對會是向潛意識自我表達，「看到了沒？我很擅長跟別人聊天還有社交」的絕佳機會。

在面對自己恐懼的事物上，我們的目標是選定一個具挑戰性、又不至於太難的漸進式行動，以確保成功率。此刻我們追求的是勝利。倘若你常覺得在晚宴上跟別人聊天很難，那麼理想的目標就可以訂為在排隊買午餐的時候，和人輕鬆閒聊，或試著向辦公室走廊上擦身而過的每個人，打聲招呼。或者，你也可以單純決定在下一次的晚宴上，嘗試與人聊天。倘若你跳過這些漸進式的歷程，直接邀請二十個人來家裡參加晚宴，那麼你對自己的要求可能太過火了。

請運用呼吸來提醒潛意識自我，此刻的你，樂在其中，也很安全。當我與客戶說明這一點，我總喜歡分享，我和太太必須拖著另一半同行時，如何給對方做好心理建設。情況就是，我們之中的其中一人，一點都不想去，但另一方想。因此，要去的那個人就必須提醒對方，有多少樂趣在等著我們，以及這

個活動多麼有趣。而且其實在活動結束前，我們通常都會玩得蠻開心（至少不如其中一人所想的那樣無聊）。好的伴侶會包容另一半，並傾聽對方的需求。你也可以包容潛意識自我，並傾聽它的需求。只要記得，你必須提醒自己會收穫多少樂趣，而過程中，也要運用自己最喜歡的呼吸技巧，並維持健全的呼吸。

6. **慶祝每一個微小成功**：要實現目標，靠的不是一步登天。過程中，會有許多次嘗試，加上我們並不是機器，所以總有空間能成長和改善。因此，認知到自己的成長非常重要。我們通常會稱此為「新常態」。或許你曾經對社交有障礙，但你的目標是成為社交能手。儘管有些人也許能一步登天，但絕大多數的人都需要付出耐心，循序漸進地改變。祝賀自己的進步非常重要。

在你持續進步的同時，不要忘記繼續進行覺察練習和傾聽練習。這些練習能幫助你察覺到自己的進步。但是，最棒的進步評估標準，就是觀察到自己變得更願意社交，在和一群人說話時變得更自在，甚至在參加社交聚會時，會萌生出一絲絲的雀躍。每當你做出一件積極的行動時，你也同時在向自我

展示，「我可以的！」或許你確實還沒有達到超級社交王的等級，但進步就是進步。看看你進步的幅度，這些都是你有能力做出積極改變的證據。你沒有被困住，慶祝你一路上的進步吧！

用對方法，讓焦慮不再是阻礙

二氧化碳耐受度訓練：提高二氧化碳耐受度，能有效地幫助你克服恐懼，不讓它妨礙我們做想做的事。但注意，這個訓練必須在你沒有什麼煩惱的情況下進行，以免壓力加劇。對多數人來說，將這作為起床的第一件事或睡前的最後一件事，是不錯的選擇。

超級換氣練習：儘管不太可能隨時都能躺到地板上，做中斷法或吸吸呼練習，但在以漸進的方式接近害怕的物體或情境、或是執行重大挑戰前，採用這些方法確實能帶來相當大的助益。超級換氣練習有助於你停止胡思亂想。畢竟，要面對因為害怕、一直逃避的事情時，很容易出現想太多的情況。你的潛意識自我激起了一連串的情緒和警告，請求你有意識地求證與釐清。然而實情就是，你在這些情況下的最大勝算，往往是發揮自己的人格特質與幽默感，但這些恰好都

是潛意識自我更擅長的。這時，我們可以用超級換氣練習，放鬆意識自我，讓潛意識自我去做它最擅長的事。很多人會把這個過程稱為「進入心流」，而這也正是我們想要達成的狀態，而不是用意識去掌握一切。因此，在你陷入恐懼之前，先來場品質好的超級換氣練習吧！接著，用你知道能維持友愛平靜、並準備好出擊的呼吸語調與狀態，面對挑戰，並在需要的時刻，透過呼吸技巧來溝通。

記得恐懼源自於何處：前文提到的「如何克服社交焦慮？」只是一個例子，告訴你可以怎麼透過實際方法，從明明想要、卻遲遲不敢行動，到落實改變。恐懼來自於你的潛意識自我，而它不過是想幫助你避開危險。一想到這種限制我們的恐懼，居然來自一個充滿愛的地方，就會忍不住覺得奇怪，但現實就是如此。重要的是不要為此去怨恨自己。這麼做非但不會讓你離「積極採取行動」的目標更靠近一點，反而會強化讓你無法作為的固有信念。

你確定這是恐懼？別忘了，兩個人確實可以肩並著肩，準備一起完成一項任務，而自律神經系統的活化程度也差不多，但其中一人備感焦慮，另一人卻興奮不已。請記得，潛意識自我努力想要讓你能做出最佳行動。你要發自內心地把這當成是在幫助你、而不是扯你後腿。的確，你需要一些精力，才能成為社交王。你自然思緒也要夠清晰，才能投入在

對話中。倘若你覺得潛意識自我在督促你採取行動，那麼除了用每一次的呼吸去讓友愛感受到放鬆與自信外，何不真的出擊？為什麼不利用這樣的精力，對他人微笑並互動（或任何你因為恐懼而遲遲不敢做的事）？你或許會發現，潛意識自我讓你進入了此刻最需要的狀態，而你要做的就是順其自然，而不是抵抗。下一次當你感受到焦慮，不妨換個角度，將它轉化為「興奮」。

我們要好好呼吸，至死方休

我們永遠無法預測人生會帶來什麼樣的挑戰和磨練，但有了這層嶄新的自我認知以及與自己互動的方法後，意識與潛意識將合而為一，讓你能成為完整的生命體，去面對一切挑戰。人生在世，至死方休。請讓每一口呼吸，都成為「打好內在關係」的機會。願我們的每個行動，都能成就更美好的人生。

「我」這個團隊，無所不能

勇敢向前，這就是你理想人生的起點

你不是機器，也不是一棵樹。你是人，有數十兆個細胞齊心協力採取行動，讓我們能在這個地球上生存並獲得成功。在任何時刻下，你的每一個部分都是你，而這個無與倫比的團隊（亦即這份內在關係）有多完善，取決於你如何與自己互動。已經學會如何與自己溝通的你，此刻會採取什麼樣的行動？你能提升自己到多高的境界？又會和哪些人往來？

就讓今天成為你人生新篇章的序幕，展開一段親密且充滿對自我的關愛、知道「我」這個團隊能無所不能的新人生。這也是檢驗你如何對待自己的時刻。你是將自己視為一台機器，還是一個活著、會呼吸、會感受並受生理本能而動的生命體？

在對自己的本質、以及如何在內心世界中擔任起積極的角色有了新一層的體悟後，我們就能更具信心地迎接一切的際遇，明白我們體內的每一分子，都能齊心協力，成就美好的事物。照顧好你的友愛。照顧好你自己。

呼吸，是人體最強大的自癒機制

理查．波斯塔克（Richard Bostock）

世界知名呼吸法教練

　　我非常開心自己能占據些許篇幅，為我的呼吸好夥伴傑西的這部作品，劃下句點。傑西和我很像，每次遇上讓人獲益良多的事物，總會著迷似地窮究到底。但說到那古老、卻仍舊不斷演變的技巧——帶著目的與意向去呼吸，恐怕終其一生都難以參透。這是一個重大的挑戰。但我能肯定地替傑西說，我們永遠是呼吸這門哲學最謙卑的學生。

　　藉著這本書，傑西成功地讓讀者透過一個獨特的框架，去理解和實踐呼吸法，讓呼吸如同一門等待人們去探索的哲學，而不是各種技術的集合。這也是我最欣賞傑西及其教學理念之處。很多老師與學校，在傳授呼吸的技巧與概念時，多「功效掛帥」，局限在特定的框架之內。但其實，呼吸法的體驗各種各樣、不斷改變，這些體驗反映了呼吸者的所有經歷。

有一次，我和我的呼吸指導老師去靜修，他派我練習（能熟練更好）某一個呼吸法。在練習數天以後，我感覺自己充分掌握了此一技巧，於是我回到老師面前，向他展示練習成果。在見到我精通了此一技巧後，他又派我練習與我花數天所學截然相反的技巧。看著我一臉困惑的樣子，他解釋道，呼吸法的掌握不在於單一技巧的完美度，而是體驗呼吸的每一種面向，培養身體對呼吸的覺察，讓呼吸在你體內以其獨特的方式自然呈現。

　　當然，呼吸法的某些面向確實有些、甚至不得不制式化，比方說，要理解肌肉運作原理，以提升呼吸效率。像是，在休息時，運用腹式呼吸，促使橫膈膜上下移動。或是，強化主要與輔助呼吸肌有助於提升運動表現等。如今，世人普遍理解用鼻子呼吸的重要性，以及二氧化碳耐受度訓練能帶來的益處。科學研究也持續量化著不同技巧、特定速率及各種面向的呼吸方法，能如何影響我們的生理機能。但呼吸的可能性，並不總是線性、可量化或制式的。練習呼吸法並非線性過程，而是會不斷變化的。這是科學與藝術相遇的繆思點，是所學化為所感之處，也是客觀與理性融進奧妙且玄妙的境界。借用法國作曲家克勞德‧德布西（Claude Debussy）所言，「音樂，是音符與音符間的空間。」

　　正如傑西在書中精闢地闡述，我們正努力朝著理解人類

所感的嶄新模式邁進：理解人類是由意識與潛意識思維、情感、精微能量（subtle energy）、身體與外在環境的交互作用，所組成的複雜系統。而這些我們稱之為「人類」的多元智慧面向，會持續對話與交流，且不可分割。所以，現在的問題在於，呼吸能如何幫助我們？

呼吸的特殊性就在於，這是一種可銜接自我所有面向的行為。與呼吸連結，能減輕我們的壓力與焦慮，改善睡眠，提高創造力，讓思緒更清晰通透，幫助身體治癒不適與疾病，與所愛之人關係更緊密，將你從情感創傷中解放，甚至感知到非物質的存在。於我而言，最重要的是，呼吸就像是牽著我的手，投入一場我相信每個人都可以參與的偉大冒險：追尋「我究竟是誰？」的答案。

恭喜傑西帶來了這樣一本我確信能讓許多人得益的呼吸頌歌。呼吸能帶給我們的收穫太多了，而我衷心期盼本書的每一位讀者，能在呼吸的帶領下，擁抱無窮盡的可能。

健康注意事項

超級換氣和循環呼吸的安全注意事項

昏倒：在進行任何一種會降低二氧化碳濃度的呼吸練習時，昏倒的機率就會提高。二氧化碳的大幅度降低會導致血管收縮，讓大腦因為波爾效應，出現氧氣吸收能力下降的現象。這也是為什麼做超級換氣練習的每一個人，都應該躺下或坐在地板上。絕對不要在水中、開車，或任何失去意識很有可能會導致你跌倒、墜落或無法控制機械的狀況下，練習超級換氣或循環呼吸。

強直性痙攣：這是在超級換氣練習中的常見情況。由於電解質失衡導致血液酸鹼值改變（通常是血液中鈣的濃度出現暫時性下降），從而過度刺激周圍神經。儘管這個情況通常不危險，但在鈣濃度降到極低的極端情況下（低血鈣症），可能會導致抽搐。在呼吸語言的哲學裡，我們會想辦法去避開此一情況，因此照著本書的方法練習，會比市面上其他教你如何快速且大量呼吸的方法，還要安全。話說回

來，知道超級換氣練習存在的風險，仍很必要。另一方面，一旦恢復正常呼吸就能讓血液的酸鹼值恢復正常，快速消除此一症狀。

超級換氣和傾聽練習的安全注意事項

即便你沒有這份清單中的任何情況，在進行本書所描述的超級換氣練習前，請諮詢醫生以確保自己的健康狀況一切良好。

癲癇：癲癇患者不適合超級換氣練習。血液中的二氧化碳濃度下降會導致所謂的低血鈣症，亦即血液中的鈣濃度暫時下降，誘發抽搐的症狀。

控制不佳的高血壓：超級換氣可能會誘發短暫的高壓狀態。此一症狀再加上血液的低二氧化碳濃度，可能會導致血管收縮和血壓暫時升高，這對本就有高血壓症狀者而言，恐怕相當危險。請向家醫科醫生諮詢你的血壓情形，以及超級換氣練習是否適合你。

近期心臟病發或中風：在超級換氣練習時，血管可能會出現收縮，因此請和醫師確認自己的健康狀態已經良好到可以進行超級換氣。

妊娠期或哺乳期：超級換氣練習可能會誘發暫時性的高壓狀態，請務必在妊娠期間與哺乳期間，避開此類呼吸練習。由於高壓的狀態恐怕會影響到寶寶，安全起見，最好等到妊娠期或哺乳期結束。

氣喘：雖然在呼吸語言中，是用鼻子規律地呼吸可大幅降低氣喘的風險因子，但將吸入器放在手邊仍舊是較為保險的做法。因為在空氣很乾燥、有粉塵或花粉飄散在周圍的時候，增加吸入的氣息可能會導致上呼吸道發炎。

精神疾病：任何患有躁鬱症、思覺失調、人格障礙或因呼吸劇烈而須入院治療者，請只有在高等資格認證的呼吸工作者的陪同及治療師的監督下，才可進行此類型的呼吸練習。

致謝

謹獻給我的太太，妮可。謝謝妳給予我的支持，讓我能持之以恆地追逐熱情，用呼吸幫助他人。我可以毫不保留地說，倘若沒有妳，就沒有今天的我。

我想謝謝馬丁・麥克菲勒米（Martin McPhilimey），感謝你願意當我的朋友，閱讀我的作品，並給予超棒的回應。我很感激自己能在完美的時間遇到你。任何想向馬丁尋求指導的人，請掃描以下 QR Code，上網洽詢。

謝謝你，湯姆・葛蘭傑（Tom Granger），感謝你給予我的回應以及教我共振頻率呼吸法。任何想向湯姆尋求指導的人，請掃描以下 QR Code，上網洽詢。

謝謝你，奧托・穆齊克（Otto Muzik）。這些年來，你

一直是我的心靈導師與朋友，我在你身上受益良多。感謝你那真摯且具建設性的批評，還有深刻的教導與絕佳的幽默感。因為與你的頻繁對話，讓我得以收穫如今這般呼吸成果。

給這些年來我所遇到的出色老師與影響者，謝謝你們！有些人給予我面對面的指導，有些人則是間接地影響了我。無論是哪一種，我都非常感激。謝謝你，卡斯帕·范·德·穆倫（Kasper van der Meulen）、保羅·休斯（Paul Hughes）、溫·霍夫（Wim Hof）、布萊恩·麥肯錫、派屈克·麥基翁（Patrick Mckeown）、麥克·貝克（Michaël Bijker）、吉姆·雷納德（Jim Leonard）、理查·波斯塔克和尼拉吉·奈克（Niraj Naik）。謝謝你們的意見，而你們帶給我的收穫或許遠比你們知道的還要深刻。

注釋

序　用真正奇妙的方式，踏上身心整合之旅

1 Centers for Disease Control and Prevention, "Type 2 Diabetes," December 16, 2021, www.cdc.gov/diabetes/basics/type2.html#:~:text=Healthy%20eating%20is%20your%20recipe,them%20have%20type%202%20diabetes.

2 Centers for Disease Control and Prevention, "Prediabetes—Your Chance to Prevent Type 2 Diabetes," December 21, 2021, www.cdc.gov/diabetes/basics/prediabetes.html.

3 Jung Ha Park, Ji Hyun Moon, Hyeon Ju Kim, Mi Hee Kong, and Yun Hwan Oh, "Sedentary Lifestyle: Overview of Updated Evidence of Potential Health Risks," *Korean Journal of Family Medicine* 41, no. 6 (2020): 365–73, https://doi.org/10.4082/kjfm.20.0165.

4 Jane E. Ferrie, Meena Kumari, Paula Salo, Archana Singh-Manoux, and Mika Kivimäki, "Sleep Epidemiology—A Rapidly Growing Field," *International Journal of Epidemiology* 40, no. 6 (2011): 1431–37, https://doi.org/10.1093/ije/dyr203.

5 Harvard Health, "GERD: Heartburn and More," March 1, 2008, www.health.harvard.edu/staying-healthy/gerd-heartburn-and-more.

6 Borwin Bandelow and Sophie Michaelis, "Epidemiology of Anxiety Disorders in the 21st Century," *Dialogues in Clinical Neuroscience* 17, no. 3 (2015): 327–35, https://doi.org/10.31887/dcns.2015.17.3/bbandelow.

7 Centers for Disease Control and Prevention, "Life Expectancy in the U.S. Dropped for the Second Year in a Row in 2021," August 31, 2022, www.cdc.gov/nchs/pressroom/nchs_press_releases/2022/20220831.htm.

8 Aditi Nerurkar, Asaf Bitton, Roger B. Davis, Russell S. Phillips, and Gloria Yeh, "When Physicians Counsel about Stress: Results of a National Study," *JAMA Internal Medicine* 173, no. 1 (2013): 76, https://doi.org/10.1001/2013.jamainternmed.480.

9 Alicia E. Meuret, Thomas Ritz, Frank H. Wilhelm, and Walton T. Roth, "Voluntary Hyperventilation in the Treatment of Panic Disorder—Functions of Hyperventilation, Their Implications for Breathing Training, and Recommendations for Standardization," *Clinical Psychology Review* 25, no. 3 (2005): 285–306, https://doi.org/10.1016/j.cpr.2005.01.002.

10 Leon Chaitow, Dinah Bradley, Christopher Gilbert, Jim Bartley, and David Peters, *Recognizing and Treating Breathing Disorders: A Multidisciplinary Approach* (Edinburgh: Churchill Livingstone/Elsevier, 2018).

第 1 章　誤解、機器人與脫節

1 David Young, *"Mens Sana in Corpore Sano? Body and Mind in Ancient Greece,"* *International Journal of the History of Sport* 22, no. 1 (2005): 22–41, https://doi.org/10.1080/0952336 052000314638.

2 Gert-Jan Lokhorst, "Descartes and the Pineal Gland," Stanford Encyclopedia of Philosophy, September 18, 2013, https://plato.stanford.edu/entries/pineal-gland.

3 Emma Young, "Lifting the Lid on the Unconscious," *New Scientist,* July 26, 2018, www.newscientist.com/article/mg23931880-400-lifting-the-lid-on-the-unconscious.

4 Drew Westen, "The Scientific Status of Unconscious Processes: Is Freud Really Dead?" *Journal of the American Psychoanalytic Association* 47, no. 4 (1999): 1061–1106, https://doi.org/10.1177/00030651990470040.4; Timothy D. Wilson, *Strangers to Ourselves: Discovering the Adaptive Unconscious* (Cambridge, MA: Belknap, 2004).

5 Emily Kwong and Pragya Agarwal, "Understanding Unconscious Bias," NPR, July 15, 2020, www.npr.org/2020/07/14/891140598/understanding-unconscious-bias.

6 Wilson, *Strangers to Ourselves.*

7 Wilson, *Strangers to Ourselves.*

第 2 章　我們為什麼不快樂？

1 Cleveland Clinic, "Cortisol," December 10, 2021, https://my.clevelandclinic.org/health /articles/22187-cortisol.

2 Raj Chovatiya and Ruslan Medzhitov, "Stress, Inflammation, and Defense of Homeostasis," *Molecular Cell* 54, no. 2 (2014): 281–88, https://doi.org/10.1016/j.molcel.2014.03.030.

3 Robyn R. M. Gershon, Briana Barocas, Allison N. Canton, Xianbin Li, and David Vlahov, "Mental, Physical, and Behavioral Outcomes Associated with Perceived Work Stress in Police Officers," *Criminal Justice and Behavior* 36, no. 3 (2008): 275–89, https://doi.org/10.1177/0093854808330015; Arne Nieuwenhuys, Geert J. P. Savelsbergh, and Raôul R. D. Oudejans, "Persistence of Threat-Induced Errors in Police Officers' Shooting Decisions," *Applied Ergonomics* 48 (2015): 263–72, https://doi.org/10.1016/j .apergo.2014.12.006; Mathias Luethi, "Stress Effects on Working Memory, Explicit Memory, and Implicit Memory for Neutral and Emotional Stimuli in Healthy Men," *Frontiers in Behavioral Neuroscience* 2 (2009), https://doi.org/10.3389/neuro.08.005.2008; Milena Girotti, Samantha M. Adler, Sarah E. Bulin, Elizabeth A. Fucich, Denisse

Paredes, and David A. Morilak, "Prefrontal Cortex Executive Processes Affected by Stress in Health and Disease," *Progress in Neuro-Psychopharmacology and Biological Psychiatry* 85 (2018): 161–79, https://doi.org/10.1016/j.pnpbp.2017.07.004.

第 7 章　究竟，怎麼樣才算是「好」呼吸？

1　Yuka Shimozawa, Toshiyuki Kurihara, Yuki Kusagawa, Miyuki Hori, Shun Numasawa, Takashi Sugiyama, Takahiro Tanaka, et al., "Point Prevalence of the Biomechanical Dimension of Dysfunctional Breathing Patterns Among Competitive Athletes," *Journal of Strength and Conditioning Research,* May 24, 2022, https://doi.org/10.1519/jsc.0000000000004253.

2　SeYoon Kim, JuHyeon Jung, and NanSoo Kim, "The Effects of McKenzie Exercise on Forward Head Posture and Respiratory Function," *Journal of Korean Physical Therapy* 31, no. 6 (December 30, 2019): 351–57, https://doi.org/10.18857/jkpt.2019.31.6.351.

3　Mitch Lomax, Ian Grant, and Jo Corbett, "Inspiratory Muscle Warm-up and Inspiratory Muscle Training: Separate and Combined Effects on Intermittent Running to Exhaustion," *Journal of Sports Sciences* 29, no. 6 (March 2011): 563–69, https://doi.org/10.1080/02640414.2010.543911.

第 9 章　訓練你的呼吸，感受最深刻的身心靈滋養

1　Eddie Weitzberg and Jon O. N. Lundberg, "Humming Greatly Increases Nasal Nitric Oxide," *American Journal of Respiratory and Critical Care Medicine* 166, no. 2 (July 15, 2002): 144–45, https://doi.org/10.1164/rccm.200202-138bc.

2　Paul M. Lehrer, Evgeny Vaschillo, and Bronya Vaschillo, "Resonant Frequency Biofeedback Training to Increase Cardiac Variability: Rationale and Manual for Training," *Applied Psychophysiology and Biofeedback* 25, no. 3 (September 2000): 177–91, https://doi.org/10.1023/a:1009554825745.

3　Patrick R. Steffen, Tara Austin, Andrea DeBarros, and Tracy Brown, "The Impact of Resonance Frequency Breathing on Measures of Heart Rate Variability, Blood Pressure, and Mood," *Frontiers in Public Health* 5 (August 25, 2017), https://doi.org/10.3389/fpubh.2017.00222.

4　Stephen W. Porges, *Polyvagal Safety: Attachment, Communication, Self-Regulation* (New York: W. W. Norton, 2021).

第 10 章　究竟，該用「鼻子」還是「嘴巴」呼吸？

1　Christopher Gilbert, "Interaction of Psychological and Emotional Variables with Breathing Dysfunction," in *Recognizing and Treating Breathing Disorders: A Multidisciplinary*

Approach, ed. Leon Chaitow, Dinah Bradley, and Christopher Gilbert (Edinburgh, UK: Churchill Livingstone/Elsevier, 2018), 79–91.

2 J. O. N. Lundberg, G. Settergren, S. Gelinder, J. M. Lundberg, K. Alving, and E. Weitzberg, "Inhalation of Nasally Derived Nitric Oxide Modulates Pulmonary Function in Humans," *Acta Physiologica Scandinavica* 158, no. 4 (1996): 343–47, https://doi.org/10.1046/j.1365-201x.1996.557321000.x.

3 M. Antosova, D. Mokra, L. Pepucha, J. Plevkova, T. Buday, M. Sterusky, and A. Bencova, "Physiology of Nitric Oxide in the Respiratory System," *Physiological Research* 66, Suppl. 2 (2017): S159–72, https://doi.org/10.33549/physiolres.933673.

4 Sophie Svensson, Anna Carin Olin, and Johan Hellgren, "Increased Net Water Loss by Oral Compared to Nasal Expiration in Healthy Subjects," *Rhinology* 44, no. 1 (March 2006): 74–7. https://pubmed.ncbi.nlm.nih.gov/16550955/.

5 K. P. Strohl, J. L. Arnold, M. J. Decker, P. L. Hoekje, and E. R. McFadden, "Nasal Flow-Resistive Responses to Challenge with Cold Dry Air," *Journal of Applied Physiology* 72, no. 4 (1992): 1243–46, https://doi.org/10.1152/jappl.1992.72.4.1243.

第 11 章　其實，你的身體需要更多二氧化碳

1 Donald F. Klein, "False Suffocation Alarms, Spontaneous Panics, and Related Conditions," *Archives of General Psychiatry* 50, no. 4 (1993): 306, https://doi.org/10.1001/archpsyc.1993.01820160076009; George Savulich, Frank H. Hezemans, Sophia van Ghesel Grothe, Jessica Dafflon, Norah Schulten, Annette B. Brühl, Barbara J. Sahakian, and Trevor W. Robbins, "Acute Anxiety and Autonomic Arousal Induced by CO_2 Inhalation Impairs Prefrontal Executive Functions in Healthy Humans," *Translational Psychiatry* 9, no. 1 (2019), https://doi.org/10.1038/s41398-019-0634-z.

2 Henry D. Covelli, J. Waylon Black, Michael S. Olsen, and Jerome F. Beekman, "Respiratory Failure Precipitated by High Carbohydrate Loads," *Annals of Internal Medicine* 95, no. 5 (November 1, 1981): 579, https://doi.org/10.7326/0003-4819-95-5-579.

3 David Beales, "Breath, Buffers and Performance," *Functional Sports Nutrition,* March–April 2014: 8–10, www.equinebreathing.com/uploads/Files/65_breath_buffers_performance_d_beales.pdf; Johnny E. Brian, "Carbon Dioxide and the Cerebral Circulation," *Anesthesiology* 88, no. 5 (May 1, 1998): 1365–86, https://doi.org/10.1097/00000542-199805000-00029.

第 12 章　感受心流、體驗快樂，給想太多的你的呼吸處方

1 Joseph P. Rhinewine and Oliver J. Williams, "Holotropic Breathwork: The Potential Role of a Prolonged, Voluntary Hyperventilation Procedure as an Adjunct to Psychotherapy,"

Journal of Alternative and Complementary Medicine 13, no. 7 (November 7, 2007): 771–76, https://doi.org/10.1089/acm.2006.6203.

2　H. Scholz, H.-J. Schurek, K.-U. Eckardt, and C. Bauer, "Role of Erythropoietin in Adaptation to Hypoxia," *Experientia* 46, no. 11–12 (December 1, 1990): 1197–1201, https://doi.org/10.1007/bf01936936.

3　Rhinewine and Williams, "Holotropic Breathwork."

第 13 章　你最真實的情感需求，是什麼？

1　Lauri Nummenmaa, Enrico Glerean, Riitta Hari, and Jari K. Hietanen, "Bodily Maps of Emotions," *Proceedings of the National Academy of Sciences* 111, no. 2 (December 30, 2013): 646–51, https://doi.org/10.1073/pnas.1321664111; Sahib S. Khalsa, Ralph Adolphs, Oliver G. Cameron, Hugo D. Critchley, Paul W. Davenport, Justin S. Feinstein, Jamie D. Feusner, et al., "Interoception and Mental Health: A Roadmap," *Biological Psychiatry: Cognitive Neuroscience and Neuroimaging* 3, no. 6 (June 2018): 501–13, https://doi.org/10.1016/j.bpsc.2017.12.004.

2　Antoine Bechara, "The Role of Emotion in Decision-Making: Evidence from Neurological Patients with Orbitofrontal Damage," *Brain and Cognition* 55, no. 1 (January 29, 2004): 30–40, https://doi.org/10.1016/j.bandc.2003.04.001.

3　Timothy D. Wilson, *Strangers to Ourselves: Discovering the Adaptive Unconscious* (Cambridge, MA: Belknap, 2004).

4　Nummenmaa et al., "Bodily Maps of Emotions."

5　Cynthia J. Price, and Helen Y. Weng, "Facilitating Adaptive Emotion Processing and Somatic Reappraisal via Sustained Mindful Interoceptive Attention," *Frontiers in Psychology* 12 (September 8, 2021), https://doi.org/10.3389/fpsyg.2021.578827.

6　Regina C. Lapate, Bas Rokers, Tianyi Li, and Richard J. Davidson, "Nonconscious Emotional Activation Colors First Impressions," *Psychological Science* 25, no. 2 (December 6, 2013): 349–57, https://doi.org/10.1177/0956797613503175.

7　Price and Weng, "Facilitating Adaptive Emotion Processing."

第 14 章　邀請你踏上呼吸之旅，實現你的渴望

1　Sylvain Laborde, Thomas Hosang, Emma Mosley, and Fabrice Dosseville, "Influence of a 30-Day Slow-Paced Breathing Intervention Compared to Social Media Use on Subjective Sleep Quality and Cardiac Vagal Activity," *Journal of Clinical Medicine* 8, no. 2 (February 6, 2019): 193, https://doi.org/10.3390/jcm8020193.

2　Milena Girotti, Samantha M. Adler, Sarah E. Bulin, Elizabeth A. Fucich, Denisse Paredes, and David A. Morilak, "Prefrontal Cortex Executive Processes Affected by Stress in Health and Disease," *Progress in Neuro-Psychopharmacology and Biological Psychiatry* 85 (2018): 161–79, https://doi.org/10.1016/j.pnpbp.2017.07.004.

參考書目

Antosova, M., D. Mokra, L. Pepucha, J. Plevkova, T. Buday, M. Sterusky, and A. Bencova. "Physiology of Nitric Oxide in the Respiratory System." *Physiological Research* 66, Suppl. 2 (2017): S159–72. https://doi.org/10.33549/physiolres.933673.

Bandelow, Borwin, and Sophie Michaelis. "Epidemiology of Anxiety Disorders in the 21st Century." *Dialogues in Clinical Neuroscience* 17, no. 3 (2015): 327–35. https://doi.org /10.31887/dcns.2015.17 3/bbandclow.

Beales, David. "Breath, Buffers and Performance." *Functional Sports Nutrition,* March–April 2014: 8–10. www.equinebreathing.com/uploads/Files/65_breath_buffers_performance _d_beales.pdf.

Bechara, Antoine. "The Role of Emotion in Decision-Making: Evidence from Neurological Patients with Orbitofrontal Damage." *Brain and Cognition* 55, no. 1 (January 29, 2004): 30–40. https://doi.org/10.1016/j.bandc.2003.04.001.

Brian, Johnny E. "Carbon Dioxide and the Cerebral Circulation." *Anesthesiology* 88, no. 5 (May 1, 1998): 1365–86. https://doi.org/10.1097/00000542-199805000-00029.

Burke, Kenneth. *The Philosophy of Literary Form: Studies in Symbolic Action.* Baton Rouge, LA: Louisiana State University Press, 1941.

Centers for Disease Control and Prevention. "Life Expectancy in the U.S. Dropped for the Second Year in a Row in 2021." August 31, 2022. www.cdc.gov/nchs/pressroom/nchs _press_releases/2022/20220831.htm.

Centers for Disease Control and Prevention. "Prediabetes—Your Chance to Prevent Type 2 Diabetes." December 21, 2021. www.cdc.gov/diabetes/basics/prediabetes.html.

Centers for Disease Control and Prevention. "Type 2 Diabetes." December 16, 2021. www .cdc.gov/diabetes/basics/type2.html.

Chaitow, Leon, Dinah Bradley, Christopher Gilbert, Jim Bartley, and David Peters. *Recognizing and Treating Breathing Disorders: A Multidisciplinary Approach.* Edinburgh: Churchill Livingstone/Elsevier, 2018.

Chovatiya, Raj, and Ruslan Medzhitov. "Stress, Inflammation, and Defense of Homeostasis." *Molecular Cell* 54, no. 2 (2014): 281–88. https://doi.org/10.1016/j.molcel.2014.03.030.

Cleveland Clinic. "Cortisol." December 10, 2021. https://my.clevelandclinic.org/health /articles/22187-cortisol.

Covelli, Henry D., J. Waylon Black, Michael S. Olsen, and Jerome F. Beekman. "Respiratory Failure Precipitated by High Carbohydrate Loads." *Annals of Internal Medicine* 95, no. 5 (November 1, 1981): 579. https://doi.org/10.7326/0003-4819-95-5-579.

Ferrie, Jane E., Meena Kumari, Paula Salo, Archana Singh-Manoux, and Mika Kivimäki. "Sleep Epidemiology—A Rapidly Growing Field." *International Journal of Epidemiology* 40, no. 6 (2011): 1431–37. https://doi.org/10.1093/ije/dyr203.

Gershon, Robyn R. M., Briana Barocas, Allison N. Canton, Xianbin Li, and David Vlahov. "Mental, Physical, and Behavioral Outcomes Associated with Perceived Work Stress in Police Officers." *Criminal Justice and Behavior* 36, no. 3 (2009): 275–89. https://doi.org/10.1177/0093854808330015.

Gilbert, Christopher. "Interaction of Psychological and Emotional Variables with Breathing Dysfunction." In *Recognizing and Treating Breathing Disorders: A Multidisciplinary Approach,* edited by Leon Chaitow, Dinah Bradley, and Christopher Gilbert, 79–91. Edinburgh, UK: Churchill Livingstone/Elsevier, 2018.

Girotti, Milena, Samantha M. Adler, Sarah E. Bulin, Elizabeth A. Fucich, Denisse Paredes, and David A. Morilak. "Prefrontal Cortex Executive Processes Affected by Stress in Health and Disease." *Progress in Neuro-Psychopharmacology and Biological Psychiatry* 85 (2018): 161–79. https://doi.org/10.1016/j.pnpbp.2017.07.004.

Harvard Health. "GERD: Heartburn and More." March 1, 2008. www.health.harvard.edu/staying-healthy/gerd-heartburn-and-more.

Khalsa, Sahib S., Ralph Adolphs, Oliver G. Cameron, Hugo D. Critchley, Paul W. Davenport, Justin S. Feinstein, Jamie D. Feusner, Sarah N. Garfinkel, Richard D. Lane, Wolf E. Mehling, et al. "Interoception and Mental Health: A Roadmap." *Biological Psychiatry: Cognitive Neuroscience and Neuroimaging* 3, no. 6 (June 2018): 501–13. https://doi.org/10.1016/j.bpsc.2017.12.004.

Kim, SeYoon, JuHyeon Jung, and NanSoo Kim. "The Effects of McKenzie Exercise on Forward Head Posture and Respiratory Function." *Journal of Korean Physical Therapy* 31, no. 6 (December 30, 2019): 351–57. https://doi.org/10.18857/jkpt.2019.31.6.351.

Klein, Donald F. "False Suffocation Alarms, Spontaneous Panics, and Related Conditions." *Archives of General Psychiatry* 50, no. 4 (1993): 306. https://doi.org/10.1001/archpsyc.1993.01820160076009.

Kwong, Emily, and Pragya Agarwal. "Understanding Unconscious Bias." NPR. July 15, 2020. www.npr.org/2020/07/14/891140598/understanding-unconscious-bias.

Laborde, Sylvain, Thomas Hosang, Emma Mosley, and Fabrice Dosseville. "Influence of a 30-Day Slow-Paced Breathing Intervention Compared to Social Media Use on Subjective Sleep Quality and Cardiac Vagal Activity." *Journal of Clinical Medicine* 8, no. 2 (February 6, 2019): 193. https://doi.org/10.3390/jcm8020193.

Lapate, Regina C., Bas Rokers, Tianyi Li, and Richard J. Davidson. "Nonconscious Emotional Activation Colors First Impressions." *Psychological Science* 25, no. 2 (December 6, 2013): 349–57. https://doi.org/10.1177/0956797613503175.

Lehrer, Paul M., Evgeny Vaschillo, and Bronya Vaschillo. "Resonant Frequency Biofeedback Training to Increase Cardiac Variability: Rationale and Manual for Training." *Applied Psychophysiology and Biofeedback* 25, no. 3 (September 2000): 177–91. https://doi .org/10.1023/a:1009554825745.

Lokhorst, Gert-Jan. "Descartes and the Pineal Gland." Stanford Encyclopedia of Philosophy. September 18, 2013. https://plato.stanford.edu/entries/pineal-gland.

Lomax, Mitch, Ian Grant, and Jo Corbett. "Inspiratory Muscle Warm-up and Inspiratory Muscle Training: Separate and Combined Effects on Intermittent Running to Exhaustion." *Journal of Sports Sciences* 29, no. 6 (March 2011): 563–69. https://doi.org/10.1080/02 640414.2010.543911.

Luethi, Mathias. "Stress Effects on Working Memory, Explicit Memory, and Implicit Memory for Neutral and Emotional Stimuli in Healthy Men." *Frontiers in Behavioral Neuroscience* 2 (2009). https://doi.org/10.3389/neuro.08.005.2008.

Lundberg, J. O. N., G. Settergren, S. Gelinder, J. M. Lundberg, K. Alving, and E. Weitzberg. "Inhalation of Nasally Derived Nitric Oxide Modulates Pulmonary Function in Humans." *Acta Physiologica Scandinavica* 158, no. 4 (1996): 343–47. https://doi .org/10.1046/j.1365-201x.1996.557321000.x.

Meuret, Alicia E., Thomas Ritz, Frank H. Wilhelm, and Walton T. Roth. "Voluntary Hyperventilation in the Treatment of Panic Disorder—Functions of Hyperventilation, Their Implications for Breathing Training, and Recommendations for Standardization." *Clinical Psychology Review* 25, no. 3 (2005): 285–306. https://doi.org/10.1016/j.cpr.2005.01.002.

Nerurkar, Aditi, Asaf Bitton, Roger B. Davis, Russell S. Phillips, and Gloria Yeh. "When Physicians Counsel about Stress: Results of a National Study." *JAMA Internal Medicine* 173, no. 1 (2013): 76. https://doi.org/10.1001/2013.jamainternmed.480.

Nieuwenhuys, Arne, Geert J. P. Savelsbergh, and Raôul R. D. Oudejans. "Persistence of Threat-Induced Errors in Police Officers' Shooting Decisions." *Applied Ergonomics* 48 (2015): 263–72. https://doi.org/10.1016/j.apergo.2014.12.006.

Nummenmaa, Lauri, Enrico Glerean, Riitta Hari, and Jari K. Hietanen. "Bodily Maps of Emotions." *Proceedings of the National Academy of Sciences* 111, no. 2 (December 30, 2013): 646–51. https://doi.org/10.1073/pnas.1321664111.

Park, Jung Ha, Ji Hyun Moon, Hyeon Ju Kim, Mi Hee Kong, and Yun Hwan Oh. "Sedentary Lifestyle: Overview of Updated Evidence of Potential Health Risks." *Korean Journal of Family Medicine* 41, no. 6 (2020): 365–73. https://doi.org/10.4082/kjfm.20.0165.

Porges, Stephen W. *Polyvagal Safety: Attachment, Communication, Self-Regulation.* New York: W. W. Norton, 2021.

Price, Cynthia J., and Helen Y. Weng. "Facilitating Adaptive Emotion Processing and Somatic Reappraisal via Sustained Mindful Interoceptive Attention." *Frontiers in Psychology* 12 (September 8, 2021). https://doi.org/10.3389/fpsyg.2021.578827.

Rhinewine, Joseph P., and Oliver J. Williams. "Holotropic Breathwork: The Potential Role of a Prolonged, Voluntary Hyperventilation Procedure as an Adjunct to Psychotherapy."

Journal of Alternative and Complementary Medicine 13, no. 7 (November 7, 2007): 771–76. https://doi.org/10.1089/acm.2006.6203.

Savulich, George, Frank H. Hezemans, Sophia van Ghesel Grothe, Jessica Dafflon, Norah Schulten, Annette B. Brühl, Barbara J. Sahakian, and Trevor W. Robbins. "Acute Anxiety and Autonomic Arousal Induced by CO_2 Inhalation Impairs Prefrontal Executive Functions in Healthy Humans." *Translational Psychiatry* 9, no. 1 (2019). https://doi.org/10.1038/s41398-019-0634-z.

Scholz, H., H.-J. Schurek, K.-U. Eckardt, and C. Bauer. "Role of Erythropoietin in Adaptation to Hypoxia." *Experientia* 46, no. 11–12 (December 1, 1990): 1197–1201. https://doi.org/10.1007/bf01936936.

Shimozawa, Yuka, Toshiyuki Kurihara, Yuki Kusagawa, Miyuki Hori, Shun Numasawa, Takashi Sugiyama, Takahiro Tanaka, Tadashi Suga, Ryoko S. Terada, Tadao Isaka, and Masafumi Terada. "Point Prevalence of the Biomechanical Dimension of Dysfunctional Breathing Patterns Among Competitive Athletes." *Journal of Strength and Conditioning Research* (May 24, 2022), https://doi.org/10.1519/jsc.0000000000004253.

Steffen, Patrick R., Tara Austin, Andrea DeBarros, and Tracy Brown. "The Impact of Resonance Frequency Breathing on Measures of Heart Rate Variability, Blood Pressure, and Mood." *Frontiers in Public Health* 5 (August 25, 2017). https://doi.org/10.3389/fpubh.2017.00222.

Strohl, K. P., J. L. Arnold, M. J. Decker, P. L. Hoekje, and E. R. McFadden. "Nasal Flow-Resistive Responses to Challenge with Cold Dry Air." *Journal of Applied Physiology* 72, no. 4 (1992): 1243–46. https://doi.org/10.1152/jappl.1992.72.4.1243.

Svensson, Sophie, Anna Carin Olin, and Johan Hellgren. "Increased Net Water Loss by Oral Compared to Nasal Expiration in Healthy Subjects." *Rhinology* 44, no. 1 (March 2006).

Weitzberg, Eddie, and Jon O. N. Lundberg. "Humming Greatly Increases Nasal Nitric Oxide." *American Journal of Respiratory and Critical Care Medicine* 166, no. 2 (July 15, 2002): 144–45. https://doi.org/10.1164/rccm.200202-138bc.

Westen, Drew. "The Scientific Status of Unconscious Processes: Is Freud Really Dead?" *Journal of the American Psychoanalytic Association* 47, no. 4 (1999): 1061–1106. https://doi.org/10.1177/00030651990470040401.

Wilson, Timothy D. *Strangers to Ourselves: Discovering the Adaptive Unconscious.* Cambridge, MA: Belknap, 2004.

Young, David. "*Mens Sana in Corpore Sano?* Body and Mind in Ancient Greece." *International Journal of the History of Sport* 22, no. 1 (2005): 22–41. https://doi.org/10.1080/09523360052000314638.

Young, Emma. "Lifting the Lid on the Unconscious." *New Scientist.* July 26, 2018. www.newscientist.com/article/mg23931880-400-lifting-the-lid-on-the-unconscious.

從呼吸調整身心
The Language of Breath

作　　者　　傑西‧庫莫（Jesse Coomer）
譯　　者　　李祐寧
主　　編　　呂佳昀

總 編 輯　　李映慧
執 行 長　　陳旭華（steve@bookrep.com.tw）

出　　版　　大牌出版 / 遠足文化事業股份有限公司
發　　行　　遠足文化事業股份有限公司（讀書共和國出版集團）
地　　址　　23141 新北市新店區民權路 108-2 號 9 樓
電　　話　　+886-2-2218-1417
郵撥帳號　　19504465 遠足文化事業股份有限公司

封面設計　　Dinner Illustration
排　　版　　新鑫電腦排版工作室
印　　製　　博創印藝文化事業有限公司
法律顧問　　華洋法律事務所　蘇文生律師

定　　價　　420 元
初　　版　　2024 年 9 月

THE LANGUAGE OF BREATH: DISCOVER BETTER EMOTIONAL AND PHYSICAL
HEALTH THROUGH BREATHING AND SELF-AWARENESS--WITH 20 HOLISTIC
BREATHWORK PRACTICES by JESSE COOMER
Copyright: © 2023 by Jesse Coomer
This edition arranged with NORTH ATLANTIC BOOKS
through BIG APPLE AGENCY, INC. LABUAN, MALAYSIA.
Traditional Chinese edition copyright:
2024 STREAMER PUBLISHING, AN IMPRINT OF WALKERS CULTURAL CO., LTD.
All rights reserved.

電子書 E-ISBN
9786267491577（EPUB）
9786267491560（PDF）

國家圖書館出版品預行編目資料

從呼吸調整身心 / 傑西‧庫莫（Jesse Coomer）著；李祐寧 譯 . -- 初版 . --
新北市 : 大牌出版 , 遠足文化發行 , 2024.09
320 面；14.8×21 公分
譯自 : The Language of Breath: Discover Better Emotional and Physical Health
through Breathing and Self-Awareness--With 20 holistic breathwork practices
ISBN 978-626-7491-58-4（平裝）
1. CST: 呼吸法　2. CST: 健康法

411.12　　　　　　　　　　　　　　　　　　　　　　　　113011152